3240

.

L'HYGIÈNE

DES SEXES

DU MÊME AUTEUR

Essai sur la pathogénie des oreillons, thèse de
Paris, 1877 (épuisée).

La propreté de l'individu et de la maison,
5ᵉ édition (couronné par la Société française d'hygiène,
adopté par le Ministère de l'instruction publique (1882);
traduit en allemand, italien, espagnol, suédois, turc,
arménien arabe, serbe et polonais).

La crémation, brochure in-18, précédée d'une lettre
du Dʳ de Pietra Santa.

Traitement du diabète, in-8º de 90 pages, couronné
par la Société de médecine d'Anvers.

Propos du Docteur, médecine sociale, in-8º de
324 pages, 2ᵉ édition, 1885.

Les odeurs du corps humain (un nouveau chapitre
de séméiologie), couronné par la Société de médecine
pratique, in-16 de 124 pages, 2ᵉ édition, 1886 (tra-
ductions italienne et anglaise).

Les fièvres en Sologne, brochure de la Société française d'hygiène, précédée d'une lettre du Dʳ Burdel
(de Vierzon), 1887.

Le jeune et les jeuneurs, in-18 jésus de 260 pages
(en collaboration avec le Dʳ Ph. Maréchal), 1887.

Les maladies épidémiques, hygiène et prévention, in-32
de 175 pages, de la Bibliothèque utile, 1887.

L'hygiène dans la Pologne Russe (Rapport au ministère de l'instruction publique sur la *Wystawa* de
Varsovie), 1887.

L'alcoolisme, étude médico-sociale, couronnée en 1888
(préface de Dujardin-Beaumetz), in-18 de 300 pages.

L'hygiène de l'estomac, 4ᵉ mille, 1 vol. de 400 p.
(O. Doin).

L'hygiène du travail, 1 volume de 300 pages, avec
préface d'Yves Guyot (J. Hetzel, éditeur, 1889).

La santé par l'exercice, préface de Ph. Daryl, 1 vol.
de 200 pages, 1889.

Jean-Jacques Rousseau hygiéniste (dans le livre
d'or de Grand-Carteret, 1890).

L'hygiène de la Beauté (formulaire cosmétique); nouvelle édition, 5ᵉ mille. 1 volume diamant de 300 pages.

Misères nerveuses. 1 volume de 300 pages. (Ollen-
dorff, éditeur). 1890.

L'Hygiène
DES SEXES

PAR LE

Dʳ E. MONIN

Secrétaire de la Société française d'Hygiène,
Chevalier de la Légion d'honneur,
Officier de l'Instruction publique.

PARIS

OCTAVE DOIN, ÉDITEUR

8, PLACE DE L'ODÉON, 8

1890

'AU Dr MONIN

En guise de Prologue à son « Hygiène des Sexes »

J. R.

L'hirondelle, oiseau de romance
Banal au bout des mauvais vers,
Est la reine du ciel immense.
Mais, malgré sa course à travers
Mille et un monde découverts,
Malgré ses vagabonds coups d'aile
Aux plus lointains diables vauverts,
Elle n'a qu'un nid, l'hirondelle.

Son vol va, vient, et recommence :
« Elle a la cervelle à l'envers !
« C'est la débauche et la démence !
« Elle aime donc tout l'univers ? »
Disent colimaçons et vers.
Sur elle prends plutôt modèle,
Bourgeois rampant, triste et pervers.
Elle n'a qu'un nid, l'hirondelle.

Sans doute, à l'heure d'inclémence
Où de la neige en menus-vairs
Choit la froide et molle semence,
L'hirondelle a fui nos hivers.
Mais du pays des vétivers
Toujours elle revient fidèle
Au même coin des volets verts.
Elle n'a qu'un nid, l'hirondelle.

ENVOI

Prince, entre tant d'amours divers,
D'un seul bâtis la citadelle
Où l'on t'accueille à bras ouverts :
Elle n'a qu'un nid, l'hirondelle.

JEAN RICHEPIN.

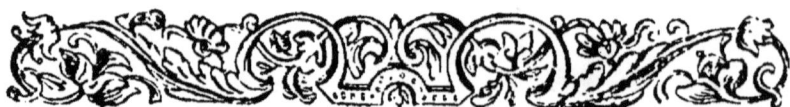

AVANT-PROPOS

En publiant ce volume, nous avons voulu mettre à la portée du plus grand nombre les préceptes d'hygiène, privée et sociale, relatifs aux questions intersexuelles, qui occupent, dans la vie de notre espèce, une place analogue à celle de l'alimentation dans la vie de l'individu.

On remarquera que nous avons, soigneusement, élagué de notre programme, les données anatomiques et physiologiques touchant les organes génitaux. Nous les supposons connues : et lorsque nous y revenons, c'est toujours pour fixer la pensée du lecteur sur un précepte pratique appuyé à l'une de ces données.

Nous n'avons pas à exposer ici le plan choisi par nous : la simple lecture de la table analytique en dira plus long que tout ce que nous pourrions dire.

Paris, le 1er avril 1890.

40, *rue du Luxembourg*.

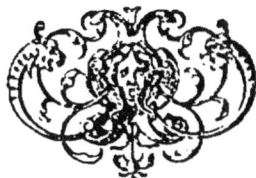

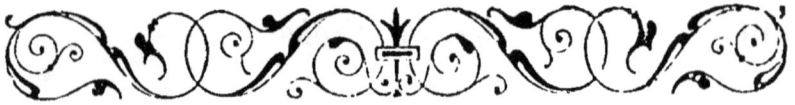

TABLE ANALYTIQUE

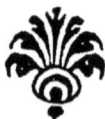

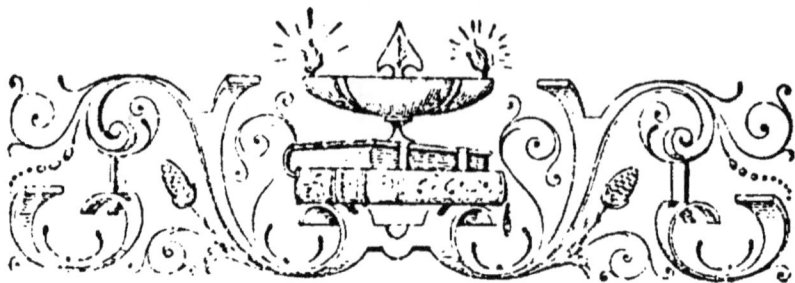

HYGIÈNE
DES SEXES

CHAPITRE I

HYGIÈNE DES ORGANES SEXUELS DE L'HOMME

ET d'abord, nous ne devons pas oublier quels étroits rapports, anatomiques et physiologiques, unissent les deux fonctions, urinaire et génitale, chez l'homme. Les vers de Camuset chantent, ici, dans la mémoire de chacun :

Mes organes sont purs comme ceux des agneaux :
L'âge les a rendus un peu moins génitaux,
Mais ils sont demeurés largement urinaires.

Pour leur conserver cette largeur dont parle le poète, il faut être réservé, sous le rapport des habitudes génésiques. L'urèthre est un *cloaque*, où doivent passer les secrétions de l'urine et du sperme. C'est un canal peu large et très sensible, dont la muqueuse est .des plus inflammables. Chez la femme, au contraire, l'urèthre ne sert absolument qu'au passage de l'urine; et pourtant son canal est bien moins étroit que chez l'homme.

Mais c'est surtout la longueur de l'urèthre dans le sexe fort et la présence de la prostate, glande irritable, qui nous expliquent la fréquence extrême et la bien plus grande gravité des maladies uréthrales chez l'homme. Ajoutez à cela la vie plus excitante, moins calme, moins sédentaire, que nous menons sans trêve; et vous aurez la raison exacte de la fréquence des uréthrites (et des retrécissements qui leur succèdent), dans le sexe masculin.

D'ailleurs, en dehors même de toute affection vénérienne, le col de la vessie et la portion de l'urèthre qui y attient, sont essentiellement vulnérables, dans le sexe masculin. Le vice rhumatismal ou arthritique semble reconnu aujourd'hui comme la condition surtout prédisposante à ces *cystites du col*, qui s'installent brusquement, chez certains sujets, à la faveur d'un coup de froid ou d'un brusque changement météorique. Les individus prédisposés aux irritations vésicales doivent porter des caleçons de flanelle et des chaussures imperméables; éviter les écarts de régime, l'abus du vin blanc, du champagne, du thé et des eaux minérales de table. Ils s'abstiendront des longs voyages en chemin de fer et de la position assise prolongée, — toutes choses capables d'entraîner la congestion veineuse du petit bassin.

La *rétention d'urine* survient parfois, dans certaines organisations nerveuses, à la suite des excès sexuels. Un grand bain tiède prolongé et un petit lavement laudanisé (à dix gouttes), rétablissent la fonction troublée.

Quant à l'*incontinence d'urine,* on sait qu'elle n'est, ordinairement, guère compatible avec la période sexuelle ; c'est une affection de la première enfance. Toutefois, si elle ne guérit point au moment de la puberté, il faut prescrire un traitement énergique, dont les douches froides, l'électrisation et les pointes de feu périnéales forment la base la plus rationnelle.

Les *ruptures du canal* de l'urèthre se produisent pendant un coït violent (première nuit de noces), ou à la suite de fausses manœuvres pendant les rapports sexuels. C'est habituellement lorsque la femme veut (pour faire allusion à la célèbre boutade de P.-J. Proudhon) *se montrer supérieure* à l'homme, qu'il peut se produire (par choc direct de tout son corps, pressant et fléchissant brusquement le membre viril), une torsion ou fracture de cet organe. La rupture de l'urèthre, dans sa portion pénienne, a lieu, principalement, chez les sujets porteurs d'une blennorrhagie ou d'un rétrécissement, qui rendent déjà le canal plus fragile : l'exercice du cheval peut, dans les mêmes circonstances, entraîner aussi la déchirure de la portion périnéale de l'urèthre. Les symptômes sont : une hémorrhagie plus ou moins forte, suivie de rétention d'urine, d'abcès urineux, etc.

Nous n'avons pas à insister sur ces détails, notre rôle se bornant à l'hygiène préventive, qui est facile à déduire des causes exposées.

Les ruptures uréthro-péniennes sont, en somme, un accident, heureusement assez rare, du coït maladroit. Le poète latin est dans le vrai, lorsqu'il s'écrie :

«.. Habet quoque mentula mentem! »

Demarquay rapporte le cas, plus rare encore (mais cependant bon à faire connaître), d'un homme qui eut, un jour, des rapports avec une femme incomplètement déshabillée. Il se heurta violemment le dos de la verge contre le busc du corset et se fit ainsi une plaie contuse, limitée il est vrai, mais fortement hémorrhagique, parce qu'elle intéressa la veine dorsale superficielle de la verge. (Il est des gens nés sous une mauvaise étoile!)

Un petit point d'hygiène qui a son importance. Il ne faut pas chercher à pisser pendant l'érection : cela est très irritant pour les valvules uréthrales. A ce propos, disons ici un mot des érections *matinales*. Elles sont provoquées par une congestion de la moelle lombaire, qu'entraîne le décubitus dorsal prolongé; et aussi par un réflexe parti des vésicules séminales, sur lesquels presse la vessie pleine. La femme instruite ne nous sait, pour cela, nul gré de la copulation matinale : car cette copulation est toujours possible, souvent même chez des vieillards que l'on croit arrivés à l'âge *heureux* de l'impuissance. Fontenelle, centenaire, répondait à quelqu'un qui lui demandait s'il n'avait pas songé parfois à se marier : « Très souvent, le matin[1]. »

⋙⋘

Il faut recommander à l'homme une propreté exquise de la muqueuse du *gland*, qui est très mince, se déchire et végète aisément. L'eau froide en jet est la meilleure manière d'entraîner le *smegma* préputial, crasse épithéliale éminemment fermentescible et productrice d'herpès, de végétations et de bala-

---

[1] Louis XIV, très décrépit, annonçait un matin à son médecin qu'il était redevenu jeune homme : « En pareil cas, Sire, urinez vite », répondit Chicoynaud.

nites. Il faut, toutefois, éviter également les
trop fréquents lavages, qui émoussent la sensibilité spéciale du gland et empêchent sa lubré-
faction naturelle, indispensable aux rapports
sexuels normaux. Nous recommandons principalement d'éviter l'usage du savon, du vinaigre et des alcoolats de toilette, qui ne ser-
vent qu'à irriter les téguments délicats glando-
préputiaux et les prédisposent aux éruptions
herpétiques et eczémateuses. Nous verrons, du
reste, plus loin, les inconvénients des lavages
exagérés et des parfums, dans l'hygiène intersexuelle.

Les éruptions d'*herpès* sur les parties génitales proviennent aussi, fréquemment, de l'inconstance dans les rapports sexuels, et —
tranchons le mot — des infidélités de l'homme :
il paraîtrait que, dans ces cas, l'influence morale ne serait pas étrangère, d'après Diday, à
l'installation de la dermatose. Car l'inquiétude
est l'habituel résultat des rapports suspects ;
et nul n'ignore l'influence qu'exercent sur les
éruptions cutanées, les passions dépressives.
Toutefois, les hommes continents (et même

vierges) présentent, assez souvent, de l'herpès
génital, surtout lorsqu'ils sont en proie à des
désirs violents, qui irritent et congestionnent
les papilles de leur muqueuse[1].

Existe-il un signe anatomique de la virginité
chez l'homme? Assurément : le *pucelage* masculin est le *filet* du prépuce, qui empêche le
décalottement du gland. Le filet se rompt au
premier coït (ou plutôt à la première manœuvre d'onanisme, qui précède habituellement, chez l'adolescent, tout coït régulier).
Lorsque le frein est trop court, il faut le faire
exciser, pour ne pas s'exposer à de constantes
déchirures, qui sont autant de portes ouvertes
aux virus vénériens. Quand l'orifice préputial,
étroit, a laissé passer le gland, il est parfois
difficile de ramener le prépuce à coiffer ce
dernier : c'est ce qu'on nomme le *paraphimosis*.
Ce petit accident, fréquent chez les enfants,
peut entraîner des conséquences d'étrangle-
ment assez graves, si l'on n'y remédie par une

---

[1] La démangeaison du gland, lorsque celui-ci n'est point le
siège d'une éruption, est un signe sympathique fréquent de la
présence d'une pierre dans la vessie.

manœuvre chirurgicale de réduction, ordinairement facile, du reste.

Les *végétations* (*poireaux* ou *crêtes de coq*),
fréquentes dans les deux sexes, et surtout chez
la femme en état de grossesse avancée, dérivent assez fréquemment de la malpropreté intersexuelle. Le lecteur trouvera, au formulaire terminal, les moyens les plus pratiques
pour triompher de ces désagréables petites
tumeurs. L'excision avec les ciseaux courbes
ou la cautérisation au galvano-cautère sont les
remèdes les plus radicaux...., pour ceux que la
chirurgie n'effraie pas trop. Mais n'oublions
pas que les sujets pusillanimes sont légion, et
efforçons-nous toujours de leur éviter le fer et
le feu !

᛫᛫᛫᛫

Les corps étrangers de l'urèthre sont intro-
duits par le sujet en proie à l'ivresse ou à
l'aberration génitale. Leur principal danger
réside dans leur inévitable chute dans la vessie,
qui les déglutit, en quelque sorte : c'est pour
cette raison, du reste, que les chirurgiens

sont obligés de fixer les sondes qu'ils veulent laisser à demeure.

Les rétrécissements de l'urèthre peuvent provenir de morsures, de manœuvres avec la sonde ou tout autre corps étranger, d'injections irritantes, etc... Mais leur principale origine est dans l'uréthrite très aiguë et rapide, ou bien dans les écoulements uréthraux, spécifiques ou non, indolents, mais très longs. Enfin, ils sont inévitables à la suite de la rupture de la *corde*, dans la chaudepisse dite *cordée*. Les rétrécissements un peu prononcés causent la stérilité, soit parce que le produit de l'éjaculation sort *en bavant*, soit parce que le sperme, arrêté dans le canal, reflue du côté de la vessie.

La *blennorrhagie*, écoulement purulent, spécifique et contagieux, du canal de l'urèthre, est ordinairement communiquée à l'homme par une femme qui souffre d'un mal analogue. Mais il est à peu près certain que l'échauffement vénérien, l'excès des rapports, les pertes blanches, les écoulements menstruels, et une foule d'autres conditions peuvent déterminer l'inflammation de la muqueuse uréthrale. Ricord a spirituellement résumé les événements capables d'engendrer la blennorrhagie chez l'homme, en dehors de toute contagion :

« Prenez une femme lymphatique, pâle, blonde plutôt que brune, aussi fortement leucorrhéique que possible. Dînez de compagnie : débutez par des huîtres et continuez par des asperges; buvez sec et beaucoup de vin blanc, champagne, café, liqueurs; dansez ensuite et faites danser votre compagne; échauffez-vous bien, ingérez force bière dans la soirée. La nuit, conduisez-vous vaillamment : deux ou trois rapports ne sont pas de trop. Au réveil, n'oubliez pas un bain chaud et prolongé, ne négligez pas non plus une injection. »

Ce programme une fois bien rempli, si vous n'attrapez pas la chaudepisse, c'est qu'un dieu vous protège. Evitez, au contraire, le coït pendant la période menstruelle, dont les écoulements sont âcres et irritants; pratiquez toujours, en cas de doute, un rapport alerte, suivi d'un minutieux lavage et d'une prompte urination, vous rappelant ces deux préceptes de la sagesse antique : *non morari in coitu*, et : *post coitum si mingas, apté servabis uretras*. En cas de doute plus véhément encore, se garantir par un *condom*, en gutta-percha plutôt qu'en baudruche, et se graisser la verge avec la vaseline boriquée, au moment même où elle est, selon la définition de Dionis, « dans l'état où la réclame la femme ». Voilà les moyens d'éviter, non seulement l'uréthrite, mais toutes les autres maladies vénériennes, qui se contractent par les rapports intimes. En effet, si, parfois, la contagion de ces dernières est capable de s'opérer en dehors de la sphère génitale, il est, en tout cas, bien certain que la contagion à distance n'existe pas. Nous ne sommes plus en 1529, époque à laquelle le cardinal Wolsey comparut devant la Haute-Cour de Londres, accusé d'avoir voulu communiquer à Henry VIII, en lui parlant bas à l'oreille, la vérole dont il était épiscopalement affligé.

⁂

A propos de la contagion vénérienne, disons

ici combien la désuétude de la circoncision
est une chose regrettable. Cette opération,
qui remédie à l'étroitesse préputiale *(phimosis)*,
ne possède pas seulement l'avantage hygiénique de prévenir les échauffements, les végétations et les chancres vénériens et syphilitiques.
Elle est le meilleur préservatif de la *masturbation* chez les enfants : parfois elle devient même
capable de remédier à la stérilité, en rendant
à l'éjaculation toute sa portée et toute sa certitude directrice. Une fois découvert, le gland
perd, il est vrai, son exquise sensibilité : mais
sa muqueuse, en revêtant quelques-uns des
caractères cornés de l'épiderme, devient, en
compensation, plus réfractaire au contage
morbide. En effet, les papilles du chorion,
chez les circoncis, se recouvrent d'un vernis
épithélial assez dur : voilà pourquoi, du reste,
« le juif donne et éprouve moins de bonheur
que l'incirconcis » (ce sont les propres expressions du Talmud). Mais voilà pourquoi,
aussi, il contracte bien plus difficilement (tous
les praticiens actifs peuvent en faire foi) les
affections qui résultent du commerce des

femmes. Pratiquée par le chirurgien, et dûment entourée de toutes les précautions antiseptiques de pansement, la circoncision est donc conseillée par l'hygiène, chez tous les enfants dont le prépuce est trop étroit, la sécrétion préputiale trop active, ainsi que dans les cas de prurit eczémateux.

Vieille comme le monde, et certainement antérieure à l'existence même du peuple de Dieu, l'opération dont nous parlons semble être un reliquat *ethnique* de mutilations plus profondes ; une sorte d'atténuation des anciens holocaustes offerts à la divinité dans les rites religieux primitifs [1]. Il est probable que Moïse l'a imposée au peuple d'Israël dans un but de prolifération de la race juive, parce qu'il avait remarqué, avec sa grande faculté d'intuition scientifique, que le prépuce trop long nuisait à la fécondation. Le roi Louis XVI fut l'objet d'une constatation analogue de la part de Louis, son premier chirurgien. Louis avait conclu que si Marie-Antoinette, reine de

---

[1] Voir les travaux de Paul Lafargue sur ce sujet.

France depuis cinq ans, n'avait pas droit encore au titre de mère, elle devait sa stérilité à la longueur du prépuce royal. Un jour, tout fut donc préparé pour une opération : mais le roi, peu brave de sa nature, ayant guigné les instruments, se sauva précipitamment à la chasse. Cela n'empêcha point, dit Léonard, « l'admission féconde de l'apport royal », puisque Louis XVII naquit, moins d'un an après cette aventure historique.

C'est que l'organe sous la dépendance duquel se trouve placée, directement, l'énergie de l'éjaculation, le « jaillissement précieux » dont parle Cockburn, cet organe n'est pas la verge, c'est le *testicule*. C'est dans cette glande que r͏́ ͏̣de toute virilité. De son activité découlent l'altruisme, la générosité et tout ce qui constitue la joie de vivre. C'est elle l'organe de notre fonction la plus noble, la fonction créatrice, qui immortalise le genre humain par le moyen de l'accouplement. Les animaux châtrés subissent la dégénérescence

graisseuse. L'homme émasculé perd sa vigueur
morale : il tombe dans la mélancolie, et finit
dans l'homicide ou le suicide. De là, le précepte chirurgical de toujours laisser au malade
opéré un testicule, le testicule *moral* de Ver-
neuil. Il existe encore une bonne raison à ce
précepte : elle est toute contenue dans l'anecdote suivante :

Le baron Boyer enlève un jour les deux
testicules à un veuf, qui se remarie au sortir
de l'hôpital. Six mois après, l'opéré vient le
trouver avec sa femme : « Docteur, vous
m'avez dit que je ne pourrais plus avoir d'enfants. Or, ma femme est enceinte : alors ? »
Boyer regarde la femme, qui lève des yeux
suppliants : « Une première fois, dit-il, c'est
encore possible, à cause de la semence demeu-
rée dans les vésicules ; mais une seconde fois,
jamais ! »

Si les *anorchides* sont toujours stériles, il
n'en est pas de même des *cryptorchides*, ceux
qui ont les testicules cachés dans l'abdomen
et non descendus dans les bourses. Les cryptorchides sont des sujets pâles, imberbes, à

chevelure longue et soyeuse, dont la voix est grêle et efféminée. Ils possèdent, toutefois, une virilité relative, et il est certain (quoi qu'en dise la célèbre bulle de Sixte-Quint) qu'ils peuvent être féconds et aptes au mariage.

L'intensité vocale est (remarquons-le en passant) un signe absolu de virilité. On faisait des *soprani* pour Saint-Pierre de Rome, en créant des *castrati*. De tout temps, on a également reconnu que l'ardeur morale venait des testicules. L'égoïsme, la désillusion, la décrépitude, sont l'apanage des vieillards et des impuissants. Comparez l'époque sénile, au point de vue du caractère, avec les saisons de la puberté et de l'âge viril, au moment où l'être a, comme le dit Adamson, tout ce qu'il lui faut pour exister et pour communiquer son existence à d'autres !

Chez les anciens, on ne pouvait porter témoignage, si l'on était privé des testicules. La loi romaine Cornelia punissait de mort quiconque émasculait son semblable, parce qu'en lui enlevant ses glandes séminales, on lui ôtait, disait-elle, la force, la santé et tout ce qu'il y a de meilleur dans l'homme. On sait qu'il est impossible d'être pape à un cardinal privé de ce double pendentif : la chaise que l'on montre aux visiteurs du Vatican indique, du reste, quelle épreuve subissent encore les aspirants actuels à la tiare. C'est chose étrange, remarquait Camille Desmoulins : un prêtre est ennuque de droit ; et s'il l'est de fait, on le répute irrégulier et inhabile au sacerdoce !

Nous pouvons, en résumé, conclure avec notre grand confrère Rabelais, que « mieux, c'est-à-dire moindre mal serait point de cœur n'avoir, que point n'avoir de génitoires. Car là, consiste, comme en un sacré repositoire, le germe conservatif de l'humain lignage. Et croirais, pour moins de cent francs, que ce sont les propres pierres, moyennant lesquelles Deucalion et Pyrrha restituèrent le genre humain, aboli par le déluge poétique ».

Il faut donc veiller, avec un soin jaloux, à ne pas léser les testicules. Il faut savoir que l'atrophie de ces importants organes succède

souvent aux traumatismes et contusions de
la jeunesse, ainsi qu'aux fièvres graves et à la
bizarre et spécifique inflammation parotidienne
que l'on appelle les *oreillons*. Quant à l'orchite
vulgaire (*épididymite* des médecins), elle résulte
souvent de blennorrhagies anciennes et de
ces suintements uréthraux dont Ricord disait :
« Quand on a la goutte militaire, il faut
vivre militairement avec elle. »

Le véritable protecteur testiculaire est le
suspensoir, défini par un humoriste anonyme :
le meilleur agent électoral, parce qu'il soutient
les parties, empêche le ballottage, et laisse
passer le candidat. Le suspensoir est surtout
recommandé aux gymnastes, aux cavaliers,
aux marcheurs ; il est la première précaution
hygiénique que doive prendre le blennorrha-
gique, avec celle d'éviter le contact du pus
dans l'œil, cause des ophtalmies purulentes
les plus graves.

Il est un genre d'*orchite* qui succède aux
manœuvres de la sonde : on l'évite en prenant des précautions minutieuses d'*asepsie* et
en proscrivant les sondes métalliques, pour

leur substituer des sondes en gomme. Dans
la variété d'orchite nommée *testicule syphilitique*, il faut administrer, à dose massive,
l'iodure de potassium, et se souvenir que,
bien plus que l'iode et que le mercure, la
vérole est une cause active de l'atrophie testiculaire. On aura, du reste, une idée de la
fragilité extrême de la glande séminale, si l'on
se rappelle que les filaments d'un seul testicule, placés bout à bout, représenteraient une
longueur de plus de 5,000 pieds (Marjolin).
Le *varicocèle* (varices du scrotum) ne doit pas,
non plus, être négligé, sous le rapport du traitement : car il est capable de créer, parfois,
l'impuissance et la frigidité..., et même la to-
nalité vocale particulière aux castrats. Cela
s'explique par la dérivation d'une certaine
quantité de liquide sanguin, qui serait indispensable à l'érection des corps caverneux, et
qui stagne, alors, inutilisée, dans les réseaux
veineux dilatés des bourses.

⊁⊱

Dans un travail de sécrétion long, mais

continu, le testicule élabore le *sperme*, qui se déverse dans un réservoir, les vésicules séminales, où il demeure jusqu'au moment de l'éjaculation. C'est exactement comme le rein, qui sécrète l'urine, dont le réservoir est la vessie.

Le sperme contient jusqu'à 120 pour 1000 de matériaux solides, plus que le sang lui-même! Sa richesse en albumine et en phosphates nous explique pourquoi l'abus du coït ou de l'onanisme entraîne une anémie et une déchéance organique si profondes. L'élément vital du sperme est le *spermatozoïde*, filament animé d'une de 1/20ᵉ de millimètre, analogue à un têtard amaigri. C'est l'élément fécondant mâle : il apparaît de seize à dix-huit ans, et peut persister dans une extrême vieillesse. Duplay père, qui a étudié la question, affirme que les spermatozoïdes, déformés de soixante à soixante-dix ans, redeviennent normaux, passé cet âge. Cette découverte bizarre justifie le célèbre mot de Corvisart à Napoléon : « A cinquante ans, il ne faut guère compter être père ; à soixante-dix ans, on a toujours des enfants. .»

Les spermatozoïdes sont capables de vivre très longtemps dans le vagin. Ils sont tués par le froid et les acides. On cite des cas de stérilité féminine vaincue par la guérison d'une affection utérine à sécrétion acide. C'est ainsi qu'une injection alcaline peut être recommandée, avant le coït, aux femmes désireuses de maternité.

Il est des mâles d'une si puissante opulence que, suivant le mot de Pajot, leurs graines, jetées sur le seuil, sont capables de s'introduire et de fructifier dans la maison. On cite, ainsi, un certain nombre de grossesses n'ayant pas été précédées, comme le sont ces sortes d'ouvrages, d'un avant-propos, d'une préface, d'une *introduction*.

Fabrice d'Acquapendente, qui rapporte une observation de cette nature, lui donne une autre explication, que n'ont pas admise les physiologistes modernes : « La semence, dit-il, peut estre attirée en haut par une puissante faculté attractrice de la matrice : car Platon asseure qu'elle a cette insigne faculté, et compare la matrice à un animal, disant qu'elle est comme un animal qui serait dans un aultre. L'histoire donc est probable : mais non celle, rapportée par Averroès, de la semence d'un homme jetée dans un bassin et ravie par la vulve d'une femme, d'où elle serait venue à concevoir. Elle semble du tout absurde et ne doit estre tenue pour véritable. »

Terminons ce chapitre par quelques préceptes d'hygiène à l'adresse de ceux qui souffrent d'affections génito-urinaires. Ils doivent, d'abord, veiller au bon fonctionnement de la peau, vicaire du rein; user de bains fréquents, de douches, de frictions. Ils feront de l'exercice au grand air. Pour éviter le froid au bas-ventre, ils appliqueront, dans cette région, un plastron de flanelle ou mieux de peau de chat sauvage. Ils veilleront toujours à la liberté du ventre, bonne condition pour se guérir promptement; ils s'abstiendront des excitants alimentaires, sauces savantes, cuisine plantureuse et enflammée. Les condiments, les épices, les truffes et les asperges sont surtout nuisibles, ainsi que les vins trop

généreux de notre Bourgogne; le café, les
liqueurs leur seront toujours prohibés. Souvent
même quelques jours de diète lactée bien
observée les rapprocheront de la guérison complète.

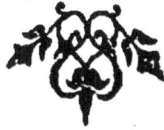

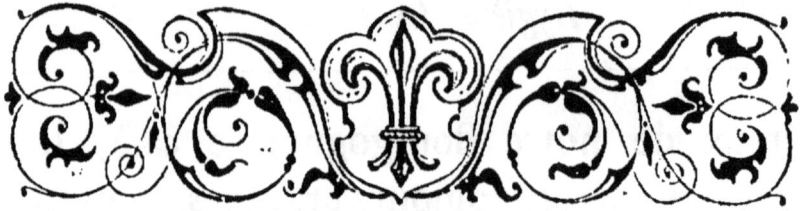

CHAPITRE II

HYGIÈNE DE LA FONCTION SEXUELLE CHEZ L'HOMME

LA continence est un ennemi, que nous portons toujours en nous, disait saint François d'Assise, qui, pour éteindre ses ardeurs, se confectionnait une femme de neige. Ne tombons point dans ces exagérations. Sans nous appesantir sur le prétendu célibat des prêtres, qui cache souvent tous les libertinages (P.-L. Courier)[1], nous devons dire que la chasteté et la continence excessives, assurément plus convenables que l'abus des plaisirs amoureux, sont parfois, tout aussi dange-

[1] Voir dans notre *Hygiène du travail* le chapitre professionnel concernant l'*Hygiène des ecclésiastiques*.

reuses au point de vue de l'hygiène. Un adulte vigoureux peut, jusqu'à un certain point, oublier (dans les fatigues, les distractions, les voyages et les affaires) les sensations trop aiguës du sixième sens, comme il peut oublier, parfois, la faim et la soif. Mais le besoin du contact des deux muqueuses génitales est un besoin physiologique : « Enjoindre la chasteté, est tout aussi raisonnable, disait Luther, que décréter que l'on vivra sans boire et sans manger. » L'hygiéniste Bouchardat admet les congrégations religieuses, mais à la maligne condition que les femmes entrent au couvent après quarante-cinq ans et les hommes à soixante !

Le coït régulier est donc nécessaire à l'homme, pour son équilibre organique. L'acte vénérien doit être accompli couché, la vessie étant vide, et le vêtement n'exerçant aucune constriction. Autant le coït qui suit un besoin réel fortifie et assouplit le corps et l'esprit, autant le coït factice du plaisir affaiblit et attriste l'homme. Pour ne point tomber dans l'excès, il faut surtout une occupation intellectuelle absorbante : car la lubricité, comme l'a très bien vu Burdach, tient plus au vide de la tête qu'à la plénitude des testicules. Les excès de coït surexcitent et épuisent le système nerveux et conduisent droit à l'anémie et aux maladies cérébrales et médullaires.

Où commence l'excès ? Grave question, dont la réponse varie selon les tempéraments. Mahomet, Zoroastre, Solon permettent le coït une fois par semaine ; Hippocrate également. Mais nous croyons qu'un homme vigoureux peut le pratiquer cinq fois (et plus) dans une semaine sans aucun inconvénient. L'important, c'est qu'il ait lieu couché, jamais assis ou debout ; qu'il ne soit jamais pratiqué plusieurs fois à de courts intervalles, ni prolongé outre mesure, par des raffinements trop savants [1].

Les abus sexuels produisent une faim féroce, boulimique, accompagnée de digestions laborieuses, et une sensation de brisement douloureux dans la colonne vertébrale (provenant des relations nerveuses qui unissent le testi-

---

[1] Suivez le conseil poétique de Pradels :

« Concluez, d'un vigoureux jet ! »

cule au plexus lombaire). La Fable nous donne le remède de cette *lumbalgie* spéciale : elle rapporte que Minerve fit jaillir de terre un bain chaud pour délasser Hercule de ses fatigues amoureuses chez les filles de Danaüs.

L'activité génitale exagérée provoque l'amaigrissement chez l'homme : *bon coq n'est jamais gras.* C'est le contraire dans le sexe féminin : on connaît le classique embonpoint des prostituées. L'abus du coït énerve, conduit aux malaises nerveux, à la lassitude générale, à l'affaissement de la volonté, à l'irritabilité et à la tristesse (*omne animal post coitum triste*). Comparez les peuples d'Orient avec les peuples d'Occident, et vous vous convaincrez aisément que dame Nature fait souvent payer cher à l'homme

« Le démon fugitif des minutes heureuses. »

C'est que l'abus du coït, par les pertes chimiques qu'il inflige à l'organisme, par la dépense d'influx nerveux qu'il nécessite, et sur-

tout par la congestion chronique, qu'il détermine dans le centre génito-spinal de la moelle,
prédispose singulièrement aux névroses, aux
maladies cérébrales et médullaires. Bourbon
a signalé l'influence du coït debout et non
achevé sur la paraplégie. Charcot incrimine
également cette position parmi les causes de
l'ataxie locomotrice. Rosenthal et Russel ont,
bien des fois, montré que les myélites puisent
leur origine dans les rapports sexuels exagérés.
Virchow a prouvé que la masturbation cau-
sait, fréquemment, l'atrophie de la moelle chez
les singes du *Zoologischer Garden* de Berlin.

On trouve, dans la science, diverses observations de paralysies subites à la suite du coït.
En voici une, assez typique, publiée par la
Gazette des hôpitaux : Un homme à bonnes for-
tunes, très amateur d'imprévu, faisait une visite
dans une maison. La jeune fille, à laquelle il
plaisait, se chargea de le conduire auprès de
ses parents : l'occasion du passage dans une
double porte, entre deux pièces renfermant
du monde, lui parut tentante. Il la mit aussitôt
à profit. Puis, il entra au salon, s'assit, con-

2.

versa gaîment, avec entrain et esprit, malgré une lassitude pénible, qu'il ressentait dans les lombes et dans les jambes. Mais, quand après quelques minutes d'une brillante conversation, il voulut quitter son fauteuil, impossible ! Il était et il resta, dès lors, absolument paraplégique.

Une hémorrhagie médullaire est la cause probable des paralysies de cette nature, que l'on rencontre aussi, parfois, dans le sexe féminin.

Les excès vénériens sont surtout dangereux lorsque le sujet est soumis à des causes de débilitation morale ou physique. Ils ne nuisent pas seulement à l'individu, mais à l'avenir de l'espèce : et si les enfants nés d'un époux très jeune meurent souvent, cela tient, croyons-nous, à ce que la nubilité précoce est la suite ordinaire de la puberté prématurée. Enfin, chez les malades et chez les blessés, le coït a de graves inconvénients : on peut considérer le *choc génital* comme une variété de *choc traumatique*. (Poncet, de Lyon.)

Nous avons dit, tout à l'heure, que les excès du coït congestionnaient les organes génito-urinaires. Cela est surtout vrai, lorsque la muqueuse uréthrale est déjà le siège d'une irritation préalable. C'est alors qu'on voit s'installer les *cystites* du col et les *prostatites*. Le gonflement et le grossissement de la prostate s'expliquent alors aisément, parce que la prostate est une sorte de glande salivaire dont la sécrétion est destinée à lubréfier le canal de l'urèthre. Voilà pourquoi les vieux débauchés finissent souvent par l'hypertrophie prostatique et la rétention d'urine. Voilà aussi pourquoi le coït répété crée une sorte de sensibilité pathologique des organes génitaux, qui obéissent, alors, aux moindres excitations. L'abus sexuel conduit fréquemment ainsi à la *spermatorrhée* ou *pertes séminales*, et cela particulièrement chez les épileptiques et les rhumatisants.

Legrand du Saulle et Lallemand ont merveilleusement étudié *l'hypocondrie spéciale au spermatorrhéique*. C'est une sorte d'égoïsme froid et maladif, une humiliation rancunière contre eux-mêmes et contre la société, qui caractérise cet état mental. Apathiques, incertains, sans volonté virile et sans courage, parfois d'une lâcheté et d'une pusillanimité dont rien n'approche, les spermatorrhéiques perdent, peu à peu, la mémoire et la vigueur du raisonnement. Graduellement, ils arrivent à des perversions intellectuelles et à une véritable manie (*lypémanie* ou *délire des persécutions*, idées de suicide, avec hésitation au moment de l'exécution de l'acte suprême).

Il faut bien se garder de confondre les pertes séminales avec les écoulements de matières prostatiques ou de muco-pus uréthral : le microscope tranche facilement, d'ailleurs, le diagnostic en faisant voir les spermatozoïdes. Les *uréthrorrhées* sont justiciables des bougies médicamenteuses et des instillations de nitrate d'argent, tandis que la *spermatorrhée*, qui est habituellement la manifestation d'une affection nerveuse centrale, guérit surtout par l'hydrothérapie, le bromure de camphre, l'hygiène sédative physico-mentale. Parfois enfin, elle révèle au médecin une affection de la moelle (ataxie locomotrice ordinairement) toujours

très grave, habituellement irréparable. Dans
la plupart des cas, pourtant, on peut dire que
les pertes séminales involontaires (avec ou
sans rêves érotiques) sont dues à un état de
faiblesse irritable, qui se traduit par une hypocondrie, hors de proportion, le plus souvent,
avec les dégâts pathologiques. Elles résultent
assez habituellement d'anciennes pratiques
d'onanisme, dont le malade s'exagère les conséquences et la portée pour l'avenir. Il faut, à
ces spermatorrhéiques, les consolations et la
douce parole d'un médecin autorisé ; un régime
tonique et l'électricité bien maniée fouetteront
l'énergie défaillante du système nerveux. Souvent aussi, il faudra guérir une vieille blen-
norrhée ou une prostatite, qui excitent, par
réflexe, la contractilité des vésicules séminales.
Lailler a, enfin, signalé une cause bizarre, mais
certaine, de spermatorrhée : les émanations des
draps de chanvre neuf. Ils procurent une sorte
d'excitation génitale, qui prépare les pollutions.

Quelle est l'hygiène de la fonction sexuelle chez les vieillards ?

Les vieillards, chaque fois qu'ils transgressent les préceptes de la chasteté, se jettent sur la tête une pelletée de terre : voilà les rudes, mais justes expressions, dont se sert le cardinal Maury, ne faisant que répercuter les axiômes de la sagesse antique : *senectus ipsa morbus : at virgo libidinosa senem jugulat : Dux malorum fœmina* [1]. Les vieillards doivent se méfier de leur imagination ; ils fuiront le plus possible la *combinaison binaire* dont parle Guyot, sous peine de syncopes et de congestions pendant le coït. Les recueils médicaux sont remplis d'observations d'hémiplégies graves et d'apoplexies *post venerea senectutis*. C'est que la vieillesse, suivant le mot d'Aristote, n'est qu'une convalescence, et le coït est, pour le moins, aussi nuisible au vieillard qu'au convalescent.

A dater de 50 ou 55 ans, enrayer, pour l'homme, est insuffisant : il importe de *dételer*.

---

[1] Toutes les femmes sont nuisibles : Hélène par ses vices, Pénélope par ses vertus. (*Anthol. gr.*)

Louis XV, âgé, demandait à son médecin combien de rapports il pouvait encore se permettre : « Sire, répondit Bouvard, autant que vos besoins l'exigent; mais je vous défends les drogues, et le changement est une drogue. » Bouvard n'ignorait pas que le roi trouvait, dans de quotidiens changements, de quoi l'exciter, pour ainsi dire, à l'infini. Un roi contemporain, qui était pourtant loin d'être un vieillard, est mort, en Espagne, de cette manière. C'est précisément en modérant les désirs amoureux, que le mariage, pour ceux qui savent observer ses justes lois, est un modificateur hygiénique de premier ordre.

Les vieillards doivent donc abandonner le culte de Vénus et imiter Sophocle qui disait : j'ai quitté avec plaisir l'amour, comme j'aurais fui un maître sauvage et furieux. Toute distraction érotique sénile, si elle n'est pas l'antichambre de l'apoplexie, mène toujours à l'état dépressif, par suite de la déperdition séminale et nerveuse qui en dérive. Le vieillard a des forces en usage, mais n'en a plus en réserve...

Nous parlions tout à l'heure des Orientaux : disons un mot de l'hygiène de l'homme sexuel sous les tropiques, ou pendant la saison estivale des régions tempérées. L'homme doit se méfier de l'activité factice, souvent extrême, que la chaleur imprime au sens génital masculin. Galien a dit : « *æstate in totum, si fieri potest, a Venere abstinendum* » ; et le Dr Celle affirme, de nos jours, que, sous la zone torride, les plaisirs sexuels ont tué plus d'hommes que les fièvres et l'alcoolisme réunis. Contre cette sorte de fureur érotique et de satyriasis, il faut, croyons-nous, observer une grande sobriété ; un régime alimentaire végétal très doux, les bains frais et les lotions froides, la propreté génitale extrême, et surtout le travail et la volonté, triompheront des exagérations maladives de l'appétit génital [1].

⤜⋗⋖

Quant aux remèdes médicamenteux, le temps n'est plus où l'on buvait l'infusion de

---

[1] Les calculs mathématiques sont les meilleurs anti-aphrodisiaques (Broussais).

racine de nénuphar « contre la corruption qui survient la nuit en songe », ou, comme disait le latin des cloîtres, *ad monacum minuendum*. Les propriétés du camphre et surtout du bromure de potassium sont moins mythologiques. On peut prescrire deux cuillerées par jour de la potion suivante (Monin) :

2/ Sirop de café ⎫
— de digitale ⎬ ââ 150 gr.
Bromure de potassium   15 —
             M.

Et répandre dans le lit de la poudre de camphre :

« *Camphora per nares castrat odore mares.* [1] »

La médecine a aussi, parfois, l'occasion de relever un appétit sexuel insuffisant. L'*impotentia coeundi* est souvent liée à l'imagination ; souvent encore elle est un fruit de la névrose. C'est pour ces raisons que les sorciers *noueurs*

[1] Voir aussi au *Formulaire*.

et dénoueurs d'aiguillettes obtinrent, dans l'ancien temps, de si grands succès.

Il faut aussi savoir que, de même que l'enthousiasme génésique de la quarantaine est un signe précurseur, assez ordinaire, d'affections de la moelle et du cerveau, de même la frigidité précoce annonce, très fréquemment, le diabète. Elle en est même, parfois, le premier symptôme.

Pour corser la puissance virile défaillante, il faut prescrire un régime alimentaire excitant et animalisé, une nourriture riche en phosphore (cervelles, poissons, laitances, œufs frais, crustacés); des condiments variés (poivre, gingembre, vanille, cannelle, muscade, piment, truffe, céleri), du bon vin vieux, des liqueurs à la menthe ou à l'anis. Pour les détails de ce régime, le lecteur pourra consulter, à loisir, notre *Hygiène de l'Estomac*.

En dépit de ces menus excitants, l'anaphrodisiaque ne devra point abuser de la table, ni surtout du vin [1] ; il se souviendra du mot de

Michelet : « Le ventre dompte jusqu'à l'amour. » Il s'abstiendra également du café, qui est une cause de frigidité sexuelle : Voltaire, Fontenelle et tous les illustres caféomanes se font remarquer par leur faible vocation pour la femme. Linnée appelait le café la liqueur des chapons[2]. Parmi les exercices, les voyages et l'équitation sont recommandables. Un massage bien fait, les frictions, la flagellation et la faradisation lombaires réussissent fréquemment. On ne négligera pas non plus les moyens moraux : images excitantes, lectures érotiques, changement de *liaison*, s'il s'agit d'un célibataire.

Parmi les médicaments, rejetons d'abord

---

[1] « Ceux qui boyvent beaucoup de vin sont lasches à l'acte de la génération et ne sèment rien qui vaille, et sont leurs conjonctions avecques leurs femmes, vagues et imperfectes. » (Amyot.) Voir aussi notre livre de l'*Alcoolisme*.

[2] Dans son opuscule sur *les effets* du café, Hahnemann dit : « Les hommes sont tourmentés d'hémorrhoïdes douloureuses et de pollutions nocturnes. La faculté d'engendrer s'éteint peu à peu chez les deux sexes : l'homme devient impuissant, la femme stérile et incapable d'allaiter un enfant. C'est derrière la tasse à café surtout que se cache l'onanisme, ce monstre aux yeux caves, exécration de la nature, que la lecture des romans, les fatigues imposées à la mémoire, la fréquentation des sociétés corrompues et l'inaction d'une vie sédentaire, contribuent cependant aussi pour leur part à engendrer. »

l'emploi des cantharides, remède aussi infidèle que dangereux, dont 1 gramme de poudre
peut causer l'hématurie, le délire et la mort.
Le musc et l'ambre gris sont d'excellents
aphrodisiaques, qui n'ont contre eux que leur
prix élevé. L'ambre forme la base du *chocolat
des affligés*, auquel Brillat-Savarin a consacré
une page si charmante. Quant au musc, Darwin a constaté que cette sécrétion jouait, dans
la reproduction des chevrotains, un rôle considérable. Il est donc faux de dire, en ap-
pliquant l'aphorisme « *moschus utero valde
gratus* », que cette médecine n'agit qu'à la
condition de « *digito vulvam intus confricare* ».
Le musc est, du reste, aussi utile que l'ambre,
dans la frigidité des deux sexes.

Le phosphore et l'arsenic sont, enfin, des
aphrodisiaques très efficaces : nous prescri-
vons habituellement le *phosphure de zinc* joint
à *l'extrait de noix vomique*. Nous n'avons pas
une foi aussi grande dans l'arsenic, quoique,
d'après Maclagan, les *arsénicophages* de la
Styrie et de la Basse-Autriche (qui avalent,
comme on sait, d'énormes doses d'orpiment)

aient les désirs vénériens habituellement très excités [1].

>≪

Il ne faut pas, par une pudeur aussi fausse que déplacée, dédaigner le traitement médical rationnel de l'impuissance masculine. L'abolition (ou même le simple affaiblissement) de la puissance génitale sont fréquemment accompagnées d'hypocondrie. Bien des suicides viennent de ce que le sujet n'a pu retrouver, malgré son plus vif désir, et ses courses affolées à travers les cabinets médicaux,

La vigueur que réclame un amoureux congrès.

L'appétit sexuel, tout aussi naturel que nos autres instincts, n'a rien qui doive faire rougir l'humanité. Ce qui est honteux pour elle, par exemple, ce sont ces aberrations du sens génésique, ces inversions, ces monstruosités

[1] Beaucoup d'hommes n'ont jamais connu que le *coït mental* et sont même incapables, dit Hammond, d'éprouver l'érection en présence des réalités. Les brômures sont indiqués dans ces cas-là.

contre nature, ingénieusement expliquées ainsi par le Hanovrien Numantius : l'âme pénétrant dans le corps au quarantième jour de la vie intra-utérine, il arrive parfois que Dieu fait erreur et laisse tomber une âme de femme dans un corps d'homme. Les aberrations sexuelles (sodomiques, pédérastiques ou bestiales), se trouvent surtout dans les prisons, les casernes, les internats, les équipages maritimes, les internats de jeunes gens, toutes les fois que le sens génital se trouve gêné dans son évolution normale vers le sexe féminin. Plus franc que son compatriote Numantius, le grand Frédéric ne cherchait point dans la théologie l'explication des *invertis* : « L'amour, disait-il, est un dieu perfide : quand on lui résiste en face, il se retourne. »

Notre but, en écrivant ces pages, n'est point d'insister sur ces questions, assez peu attractives : ce livre n'est pas écrit pour les adolescents qui le liraient d'une main. L'hygiéniste a, d'ailleurs, ici, les coudées les plus franches.

Il dira simplement : tout ce qui, en dehors des rapports intersexuels normaux, provoque ou détermine, artificiellement, l'orgasme vénérien, est passible de réprobation. Une fois sur le terrain irrégulier, l'homme n'a plus qu'à se laisser glisser le long des raffinements maniaques de l'imagination la plus dévergondée. On ne dévie pas en vain le sens génital : l'idée érotique devient de plus en plus impérieuse. L'épuisement nerveux, l'irritation médullaire et l'ataxie finale, sont les conséquences de toutes les variétés d'onanisme, conséquences d'autant moins évitables que le sujet a constamment, sous la main, ce qu'il lui faut pour se livrer, à toute heure du jour et de la nuit, aux douceurs de son vice impérieux et despotique. Au contraire, la continence, la sagesse et la santé accompagnent l'homme qui reste dans le droit chemin de la copulation régulière.

Oui, malgré les observations de Brown-Sequard, on peut appliquer justement à l'onanisme la sentence romaine :

Exitium juvenum, pestis et illa senum !

Mieux valent, mille fois, les plus grands excès du coït. Car, comme l'écrit Rousseau à Emile, « quoi qu'il arrive, je t'arracherai plus facilement aux femmes qu'à toi... ».

Le médecin de la famille doit donc s'attacher à extirper de bonne heure, chez les enfants, et par tous les moyens, le vice solitaire. Il faut les surveiller, surtout au printemps, et à l'époque de la puberté. Il faut que les enfants ne couchent jamais deux dans un même lit. On leur lotionnera, matin et soir, à l'eau froide, l'anus et les organes génitaux ; on soignera les éruptions capables de déterminer un prurit dangereux[1], on fatiguera le corps, on occupera l'esprit. Ils devront fuir l'oisiveté et le séjour au lit. On leur évitera, au moment de l'émancipation pubérale, la nourriture excitante, la littérature lascive, les spectacles obscènes et tout ce qui peut provoquer l'éveil prématuré de l'animal dont parle le poète lorsqu'il dit :

Chacun a, dans son cœur, un cochon qui sommeille.

[1] Les eczémateux sont renommés pour leur salacité (Simon).

Dans son livre de l'*Emile*, Rousseau a éloquemment stigmatisé l'onanisme, ce redoutable vice, ce dangereux supplément, qui met si souvent obstacle au *nisus formativus* de la puberté, notre seconde naissance. Après avoir remarqué qu'un violent exercice étouffe les sentiments tendres, le philosophe de Genève s'efforce de verser aux adolescents un peu de cet élixir de sagesse, qui est aussi l'élixir de vie et de santé. Sachant, par expérience, combien est juste ce mot de Plutarque : « Il est rare que les voluptés ne descendent pas de l'âme au corps », Rousseau s'écrie : « Ne laissez l'enfant seul ni jour ni nuit; qu'il ne se mette au lit qu'accablé de sommeil, et qu'il en sorte à l'instant qu'il s'éveille... C'est par la seule imagination que parlent les sens : leur besoin proprement dit n'est pas un besoin physique; il n'est pas vrai que ce soit un vrai besoin [1]. »

---

[1] Voir Dr E. Monin : *Rousseau hygiéniste* (dans le *Livre d'or* de J. Grand-Carteret, p. 385 à 404). — Il est bon de noter ici qu'un grand nombre de saignements de nez, chez les adolescents, résultent de la masturbation, par suite de la grande sympathie qui unit le tissu érectile des corps caver-

L'exercice bien dirigé est, effectivement, le plus puissant moyen d'éradication du vice solitaire dans la jeunesse. Aussi les ligueurs actuels de l'éducation physique et les partisans acharnés des jeux en plein air ont-ils bien mérité des adolescents, qu'ils arrachent aux congestions passives de la position assise prolongée. Du reste, comme le dit quelque part Helvétius, ce ne sont point les reproches d'une mère, les punitions d'un maître, ni les sermons d'un curé, mais la fatigue musculaire, qui seule attiédit les désirs fougueux de la puberté. On devrait aussi laisser *le médecin* (qui a, de nos jours, bien plus d'autorité sur la jeunesse qu'il n'en avait autrefois), faire connaître aux agglomérations de jeunes gens l'Iliade des maux qui menacent le masturbateur. Quant au rôle des maîtres, il consiste

neux avec le tissu érectile des fosses nasales (Joal). Cette sympathie était déjà connue des anciens. Héliogabale choisissait toujours, pour ses débauches, des jeunes gens au grand nez, parce qu'il savait la valeur du distique d'Ovide (un *Nason*, lui aussi) :

« Noscitur, e labiis, quantum sit virginis antrum :
« Noscitur, e naso, quanta sit hasta viro. »

surtout dans une étroite surveillance : ils chercheront principalement à pénétrer les secrets (hélas ! trop faciles) de ces étroites amitiés entre élèves. On ne leur laissera ni une occasion ni un local, où ils soient capables d'échapper à l'œil vigilant, qui s'attachera surtout sur les enfants suspects de vice.

L'alimentation excitante, le vin et l'alcool, les habitudes sédentaires, la station assise prolongée, le lit de plumes, les couvertures trop chaudes, le lever tardif : voilà des causes prédisposantes, universellement admises, de l'onanisme. Aussi ce vice est-il, incontestablement, plus fréquent dans la jeunesse dite *libérale*, que chez les manœuvriers, dont la nervosité sexuelle est plutôt remarquable par son éveil tardif. C'est pourquoi, l'attention de ceux qui président à l'éducation des adolescents doit être toujours en éveil, pour réprimer, alors qu'il en est temps encore, les habitudes vicieuses. C'est des abus vénériens précoces que naissent, en grande partie, la dégénérescence de la jeunesse et les conjurations morbides contre l'homme fait. De là, comme l'exprime le poète :

De là vient cette race infirme, abâtardie,
Ce peuple d'avortons, qu'attend l'orthopédie;
De là, ces jeunes gens déjà cadavéreux.
A la poitrine étroite, au front pâle, à l'œil creux,
Qui pensent rehausser leur type ridicule,
En encadrant leurs traits d'une barbe d'Hercule;
De là ces jeunes fleurs, ces vierges de seize ans,
Précoces réservoirs de mille maux cuisants,
Qu'on voit avec langueur se pencher sur leurs tiges
En proie aux pâmoisons, aux vapeurs, aux vertiges ;
Complices innocents que l'hymen doit unir
Pour léguer des douleurs à la race à venir !

La constipation habituelle, non soignée, comme elle doit l'être, par des lavements; l'équitation (surtout cette sorte d'équitation artificielle, sur des *chevaux mécaniques*, que, pour cette raison, nous appelons, habituelle-ment, *chevaux masturbateurs*) peuvent être rangés aussi parmi les agents provocateurs de l'onanisme dans le jeune âge [1]. Lorsque cette

[1] Les excès d'équitation mènent à l'impuissance : Hippo-crate le remarque déjà à propos de la frigidité des Scythes. Mais Nysten prétend, avec raison, que les cavaliers n'arrivent à cette éviration qu'en passant par de grands excès vénériens. (Voir Dr E. MONIN. *La santé par l'exercice.*)

funeste habitude ne paraît point devoir céder
aux moyens ordinaires, nous n'hésitons point
à préconiser la *circoncision*. Elle est réellement
à l'onanisme (suivant le mot de Vanier) ce
que la castration est au plaisir intersexuel.
Noël Guéneau de Mussy affirme que la masturbation est très rare chez les Israélites.
D'ailleurs, on a le droit de tout tenter, pour
réprimer, dans le jeune âge, cette funeste habitude qui, plus tard, devient invincible et
réfractaire à tout traitement : l'aphrodisie n'est-
elle pas toujours fille de l'incontinence?

Le sperme est une goutte de cerveau
(Meckel). C'est pourquoi son effusion réité-
rée use les facultés cerébrales. La résorption
de ce liquide dans le sang en fait le fluide
nutritif des cellules cérébrales. Aussi voyons-
nous les Hébreux accuser les démons de produire les pollutions nocturnes. C'est pourquoi
aussi les hommes continents s'appellent
Newton, Pitt, Kant, Beethoven, Corneille,
Michel-Ange, Léonard : divinisant la chasteté,
les religions ont fait de Minerve, d'Isis et de
Marie, des vierges, comme doivent l'être le

génie, la force, et la sagesse. D'un autre côté,
la nature nous montre que les animaux les
plus hâtifs à se reproduire sont aussi ceux
qui sont le plus promps à succomber prématurément.

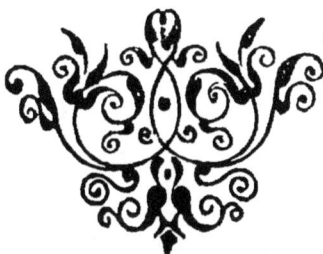

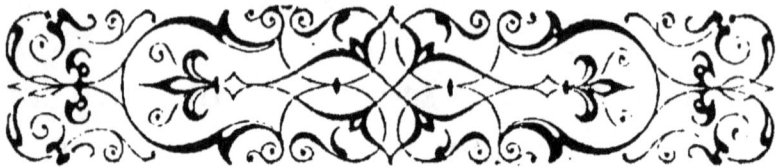

CHAPITRE III

HYGIÈNE GÉNÉRALE FÉMININE

Pour le poète romantique, la femme s'appelle :

L'abrégé rougissant des merveilles des cieux.

Le médecin hygiéniste n'est pas absolument de cet avis. Il croirait plus volontiers la Genèse, lorsqu'elle nous montre le Très-Haut créant, après toutes choses, en dernier lieu, la Femme. Dans cette dernière création, on sent quelque peu la fatigue...

La femme est, en effet, sinon précisément *une malade*, comme le voulait Michelet, du moins un être délicat, en perpétuelle situation

d'imminence morbide. Eh bien ! le croirait-on ?
c'est dans cette faiblesse même que le beau
sexe puise sa force : ce qui nous explique
pourquoi la statistique, ce budget des choses,
nous indique une survie certaine en faveur
de la population féminine. Pendant que les
forces mâles s'épuisent par l'intensité même
de leur énergie, la modération dans l'activité
protège et épargne la vitalité féminine !

Rien de particulier ne s'applique à la femme,
avant la période pubère : de 11 à 13 ans,
apparaît l'individualité sexuelle. C'est à ce
moment que l'on voit, parfois, éclater certains
désordres graves de la sensibilité et de la mo-
tilité. C'est alors, par conséquent, qu'il faut
dispenser, avec intelligence, les modificateurs
hygiéniques et fournir, aux lieu et place de
la déplorable vie de pensionnat, les excitants
physiologiques utiles au travail utéro-ovarien,
l'air pur, la vive lumière, l'alimentation ap-
propriée, etc.

Réagissons le plus possible contre les abus
de l'instruction et les dangers d'une claustra-
tion obligatoire. La jeune fille a soif d'oxygène,

d'exercice : il lui faut du bruit, des jeux, de la gaieté. Au lieu de lui surcharger sa jeune cervelle d'inutilités mal comprises, assouplissez-lui donc les muscles; invigorez sa poitrine et son bassin, moule des générations à venir. Faites-lui gagner l'appétit qui lui manque, afin de corser les défaillances de sa nutrition en croissance. Donnez tous vos soins au bon fonctionnement de sa peau; habituez la vierge à considérer le *tub* comme une vertu théologale et le bain comme une nécessité au moins hebdomadaire.

La femme doit être vêtue toujours chaudement. Les pièces de son vêtement s'appliqueront sur la peau, au lieu de servir à canaliser toutes les bourrasques de l'air extérieur. Bas très longs, fixés préférablement au corset par le moyen de cordons élastiques; chaussures épaisses, souples, confortables, — voilà de quoi maintenir la chaleur aux pieds, voilà de quoi garantir ces extrémités contre l'humidité, si nuisible aux fonctions intimes du beau sexe. Il faut supprimer les jarretières proprement dites, qui entravent la circulation veineuse des membres inférieurs (surtout chez la femme enceinte, particulièrement prédisposée déjà aux engorgements variqueux).

Il en est de même du pantalon ouvert, sous des jupons ballants : il est incontestablement la cause de bien des maladies secrètes du beau sexe; et Mme de Valsayre n'a pas tout à fait tort, lorsqu'elle réclame pour la femme un costume analogue à nos vêtements masculins.

A propos des chaussures, protestons, encore une fois, contre la mode des hauts talons, si contraire à l'hygiène de la marche et de l'attitude. Les Chinois, lorsqu'ils déforment les pieds de leurs femmes, ont une apparence de raison, que n'ont même point nos cordonniers pour dames : ils croient, en effet, que l'atrophie progressive de ces extrémités détermine, dans la région génitale, un surcroît utile de nutrition anatomique.

A propos du corset, ce thème favori des hygiénistes, disons que cette pièce de vêtement n'est digne d'aucun reproche, si elle est bien ajustée : il faut que le corset prenne appui sur les hanches, sans comprimer l'estomac, sans aplatir les seins, ni faire rentrer leurs mamelons. Autrement, il compromettrait la digestion, le jeu respiratoire et l'avenir galactophore de la femme. Le corset ne saurait servir, d'ailleurs, qu'à soutenir les seins : avant la puberté, il ne peut donc être que nuisible, parce qu'il trouble la croissance. Pendant la grossesse, les suites de couches et la lactation, le corset sera, sinon supprimé, du moins singulièrement atténué dans sa rigidité et son étroitesse [1].

Poursuivons l'hygiène générale de la jeune fille. Il faut lui éviter les lits de plume, les rideaux et les alcôves, toutes causes puissantes d'affaiblissement et d'anémie. On lui concédera de neuf à dix heures de sommeil, dans une chambre vaste, bien aérée, bien éclairée, exposée au levant. La chambre à coucher ne devra s'orner que des pièces d'ameublement indispensables, et non se charger de tapis, rideaux et tentures, servant de réceptacles mi-

---

[1] Kianowski attribue à la compression du foie par le corset la fréquence des coliques hépatiques dans le sexe féminin. (Voir, pour détails sur le *corset*, notre *Hygiène de la Beauté.*)

crobiens et de nids à miasmes. On évitera
d'y collectionner les poussières, à l'aide de tous
ces bibelots inutiles, que l'on accumule, bien
à tort, dans les chambres à coucher, sous le
prétexte antinomique d'art dans la maison !

L'appétit sera maintenu par des repas réguliers et sains, un régime doux, quoique varié,
la grande modération dans les acides, épices
et sucreries. Il faut éviter à la femme tous ces
goûters, *lunchs* et *five o'clock*, redoutables en-
nemis de son estomac. La gastralgie de la
plupart des jeunes femmes est embusquée,
combien souvent, sous les affriolants étalages
du pâtissier. Enfin, la femme devra, par des
habitudes d'exonération régulières, discipliner
son intestin, pour vaincre l'échauffement,
assez naturel à son tempérament.

C'est à la puberté que naît souvent la chlorose ou anémie féminine. Dès qu'elle s'ins-
talle, il faut, avant tout traitement, rompre
avec les habitudes anti-hygiéniques, et fuir,
notamment, les soirées, bals et spectacles, qui
font de la nuit le jour et deviennent ainsi les
meilleurs entreteneurs de la *febris alba virginum*.

La chlorose, que les anciens nommaient fièvre
d'amour ou mal virginal, est particulièrement
commune chez les filles nubiles, les religieuses, les veuves. Elle est toujours liée à des
troubles dans la fonction mensuelle : ce qui
justifie le *propter uterum* et prouve, éloquemment, la prépondérance de l'appareil reproducteur dans l'organisme féminin. La chlorose
se développe rarement en dehors de la période
de puberté : elle cède fréquemment à l'hydrothérapie, à l'iode, à l'arsenic, et surtout aux
préparations martiales bien maniées...

Malgré son ancien surnom de *febris amato-
ria*, il faut bien reconnaître que rarement la
chlorose s'accompagne de nymphomanie. Ce
qui ne l'empêche pas de guérir, presque toujours, par le mariage qui est, comme nous
l'avons déjà dit, le meilleur régulateur utérin.
Maucroix l'a exprimé dans un délicieux sixain :

> La fille qui cause nos pleurs
> Est morte des pâles couleurs
> Au plus bel âge de la vie.
> Pauvre fille, que je te plains
> De mourir d'une maladie
> Dont il est tant de médecins !

Et puisque nous sommes en train de poé-
tiser, citons encore quelques vers de notre ami
regretté, le docteur Camuset, dans un sonnet
intitulé : *Conseils à une chlorotique* :

Pour te guérir, veux-tu connaître un moyen sûr ?
N'épuise plus en vain les sources martiales,
Mais laisse-toi conduire aux choses nuptiales.
Au soleil de l'Amour ouvre tes yeux d'azur.
Suis la loi : deviens femme, et qu'en ton sein expire
Dans les blancheurs du lait la pâleur de la cire !

A côté de la chlorose, l'état morbide qui
est le plus rivé au tempérament féminin, c'est
la névropathie, sorte de miniature ou d'atténuation de la grande névrose et de l'hystérie.

Le tempérament nerveux, qui est l'un des
poisons de notre civilisation, n'a pas besoin
d'être défini : ou plutôt (soyons franc) sa définition est très difficile, parce que le caractère le plus stable du nervosisme est précisément son instabilité même. Toujours est-il,
qu'en lisant « femmes nerveuses » toutes nos
lectrices, savent, à merveille, ce que nous
voulons désigner.

Le nervosisme est héréditaire, comme le sont la plupart des qualités de nos tissus. Il importe donc, tout d'abord, de ne point laisser chez l'enfant, s'élargir la tache originelle, ni se creuser l'empreinte ancestrale, si tenace lorsqu'il s'agit d'hérédité morbide. C'est donc au berceau qu'il faudra prendre la femme nerveuse : car souvent, c'est des premières convulsions de l'enfant que prennent date la petite et la grande hystérie, l'éclampsie de la grossesse et tout le funèbre cortège des accidents si nombreux, ressortissant à la grande famille névropathique,

L'enfance des prédisposées sera donc spécialement surveillée, à l'abri des gâteries comme des sévérités excessives; les sujets nerveux étant élevés, préférablement, loin des villes, à l'abri de tout ce qui peut susciter leurs précoces tendances émotives; dans une atmosphère calme et paisible, où rien d'irrégulier ne vienne commotionner leur moral si fragile.

On leur évitera la prématuration intellectuelle; on retardera, le plus possible, l'excitation déterminée habituellement par l'instruc-

tion et par l'éducation artistique. On devra
surtout épargner les terreurs et les fortes émotions à la descendance des névropathiques :
une simple histoire de revenants suffit parfois
pour établir, chez un enfant prédisposé, la
prédominance du système nerveux. Que de
névroses ne nous apparaissent·que comme les
contre-coups d'un ébranlement émotif; et combien d'hystéries et même d'épilepsies, n'ont-
elles pas puisé dans la peur les éléments les
plus solides de leur existence !

A la puberté, l'on redoublera de surveillance sur le système nerveux : on évitera
comme la peste tout ce qui est capable de
fouetter la fragile et folle imagination de la
jeune fille : à ce point de vue, hélas! nous
supputons toutes les névropathes que préparent
à nos confrères futurs, la surcharge des pro-
grammes féminins et la haute culture intellectuelle des femmes!

Sans nous prononcer, toutefois, catégori-
quement contre le lycée et son instruction
intégrale, nous réclamons, en faveur des enfants nerveuses, la diversion qu'apportent aux

études la gymnastique, l'insolation, un régime
alimentaire spécial, et (pour tout dire, en un
mot) une culture somatique intensive, seul
contrepoison possible de la névropathie. Car
l'inaction musculaire, en abaissant les forces
plastiques, donne aux éléments nerveux le
droit de parler haut dans l'organisme et d'exercer bientôt leur tyrannique empire...

Pour nous résumer, disons que si chaque
famille avait un registre médical pour y ins-
crire ses tares héréditaires, la pharmacopée
n'aurait bientôt pas plus de raison d'être que
la « *Zolalogie* » des Rougon-Macquart : l'hygiène peut tout (autrement dit) pour l'éradication des germes morbides... Malheureusement
la faiblesse des parents est là, — semblable,
comme le disait si sagement Pierre Charron,
— semblable au lierre, qui rend stérile l'arbre
qu'il embrasse...

Un théorème, vieux comme la médecine,
dit que le sang est le modérateur des nerfs, le
roi des antispasmodiques. Donc, pour empêcher de crier le système nerveux, il faut faire
en sorte que l'anémie ne vienne servir d'as-

sise à la névrose : donner, par conséquent,
à la femme nerveuse, du fer, du manganèse,
du quinquina, etc., et la soumettre à une alimentation tonique et reconstituante. Toutefois, nous croyons que l'on abuse étrangement
dans la médecine contemporaine, du beefs-
teack saignant et du bordeaux : nous avons,
bien des fois, exprimé, dans nos écrits, nos
opinions motivées à cet égard. C'est dans
l'hygiène de la femme nerveuse que nous de-
vrons surtout éviter cette alimentation carnée
féroce et épicée, fatalement échauffante et ex-
cito-stimulante à l'excès. Le régime devra
plutôt se rapprocher ici de celui de l'enfant :
c'est-à-dire que, tout en évitant de surcharger
l'estomac d'aliments superflus, on fera consis-
ter surtout la nourriture en pain bien cuit, potages, lait, œufs frais, pommes de terre,
viandes d'animaux jeunes, légumes frais et
fruits bien mûrs. Les aliments de haut goût,
les pâtisseries, le gibier, les sauces savantes, les
légumes secs et farineux ne valent rien pour les
névropathes. Il faut leur faire boire de préfé-
rence, aux repas, de la bière amère ou un vin

rouge léger, coupé d'eau, et rester très avare de café, de thé et de liqueurs alcooliques.

Être sobre, comme le veut Jean-Jacques, *avec sobriété ;* manger lentement ; calmer, par des poudres appropriées, l'irritabilité de l'estomac, ou, au contraire, exciter, s'il y a lieu, son atonie par des préparations apéritives, — telle est l'hygiène gastrique de la femme nerveuse. Elle devra éviter, avant tout, la constipation, qui accentue toujours la tristesse et le névrosisme. Rien de plus connu, du reste, que le retentissement du ventre sur le cerveau. On a dit que les belles dents rendent gai : c'est peut-être parce qu'elles ne peuvent subsister qu'en la compagnie d'un bon estomac.

Quel genre de vie doit-on faire à la femme nerveuse ? On devra lui éviter tout excès de préventions et de soins trop empressés, sous peine de voir, au moindre vent contraire, s'exalter sa susceptibilité morbide. On lui créera un travail matériel, avec des préoccupations intellectuelles modérées : mais il faut absolument lui éviter l'étiolement et l'inaction dans un étroit boudoir. La femme nerveuse

est une fleur, à laquelle il faut un air pur et
vivifiant, une luminosité solaire intense, et non
l'atmosphère confinée et l'éclairage insalubre
des salles de bal ou de spectacle. L'excès du
froid et de la chaleur, les vicissitudes atmosphériques, et principalement les climats hu-
mides lui sont préjudiciables. Tout le monde
connaît la néfaste influence des orages et des
temps orageux sur les névropathes et — tranchons le mot — sur toutes les femmes (car
elles sont toutes névropathes sur ce point).
On devra chercher alors à les distraire par une
compagnie agréable, à endormir par la musique le supplice de leurs nerfs, etc...

Eviter la veille, qui énerve et dessèche, accorder habituellement une dizaine d'heures au
sommeil ; faire, matin et soir, sur tout le
corps, une friction excitante, énergique ;
vivre en plein air, en tâchant de s'endurcir au
froid et de corroborer un édifice organique
généralement frêle et peu résistant ; porter
des vêtements à la fois chauds et légers ; éviter
les corsets trop serrés ; fuir les odeurs, ces
traîtresses exaltatrices de la sensibilité ; —

voilà encore ce qu'il faut faire. La femme nerveuse fera bien également de s'éloigner des
excitations sexuelles abusives, qui augmentent
toujours son prurit cérébral, et renaissent
d'autant plus impérieuses, du reste, qu'on les
a davantage satisfaites. Celse l'a dit : « *Quibus
nervi dolent, Venus inimica.* » C'est surtout aux
moments des époques que la femme nerveuse
devra redoubler d'attention hygiénique minutieuse, et éviter avec soin les fatigues, les
émotions, le passage du chaud au froid, etc.,
qui provoquent, si aisément, à ce moment,
des attaques de nerfs.

Quelques mots encore sur l'hygiène morale.
La femme nerveuse devra éviter la fréquentation des pessimistes, aujourd'hui légion, et
choisir comme amis des sujets bien équilibrés,
mais n'engendrant point, comme on dit, la
mélancolie. En fait de spectacles, elle recher-
chera plutôt les gaîtés désopilantes, et bêtes
même, que les drames noirs et la savante
musique, mère de la dépression. Si nous con-
seillerions à un homme de rester garçon plutôt
que d'épouser une femme nerveuse, nous con-

seillerons, en revanche, à cette dernière, de se garder du célibat, qui engendre trop souvent l'ennui et la solitude, et qui ne donne pas à l'organe exécutif de toute la vie féminine les satisfactions qu'il requiert pour la santé et et le bonheur de sa propriétaire : « La grande maladie de l'âme c'est le froid », a dit Tocqueville, et il n'a fait ainsi que paraphraser la crudité anatomique du père la médecine, traçant son immortel adage : *propter uterum mulier*.

En terminant, nous conseillerons à toutes celles comme à tous ceux que tenaille l'état névropathique, de s'efforcer de vivre, partiellement au moins, à la campagne. Outre que l'atmosphère y est plus pure, et que plus simples y sont les ressources du régime, — la tranquillité des champs est salutaire au cerveau des névrosés, qui se refait mieux, loin des maladives excitations de la fournaise urbaine. N'oublions jamais que la régularité mentale et la régularité physique se touchent et se complètent, et que le moral n'est que le physique retourné.

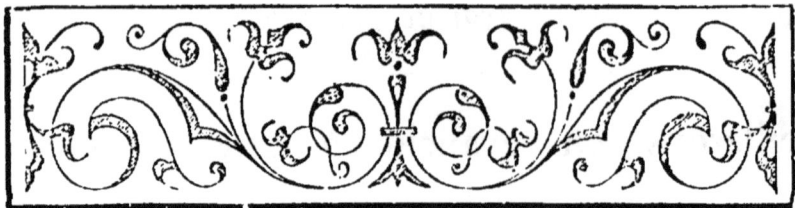

CHAPITRE IV

HYGIÈNE SEXUELLE DE LA FEMME

IPPOCRATE, le père de la médecine, dé-finit la femme : un foyer d'infirmités et de douleurs. Non seulement, en effet, la gros-sesse, l'accouchement et l'allaitement la prédis-posent à une foule de maladies ; mais elle tire cette prédisposition de son organisation sexuelle elle-même ; à tel point que l'on peut, avec le professeur Peter, dire que la femme n'est qu'un utérus avec des organes autour. On a, depuis longtemps, remarqué combien les dé-sordres de cette importante fonction, juste-ment surnommée « la boussole de la santé féminine », retentissent fréquemment sur le

cerveau : témoin le cas classique de cette
jeune aliénée observée par Brierre de Boismont.
Plongée, depuis plusieurs années, dans le
délire le plus grand, elle sentit, un jour couler
ses époques, et s'écria soudain : « Maman, je
suis guérie ! » Et elle le fut, en effet.

Dans une monographie bourrée d'observa-
tions, le Dr S. Icard démontre que la fonction
menstruelle de la femme peut, par sympa-
thie, engendrer de toutes pièces un état mental
particulier, capable même de modifier la moralité des actes, depuis la simple atténuation
jusqu'à l'irresponsabilité absolue. Ainsi la
fonction basse retentit sur la fonction élevée ;
et ce n'est point le seul exemple que nous
fournit l'implacable Nature de ces étranges
associations morbides.

Les maux de tête, une fatigue générale, les
vapeurs, la languidité et la tristesse accompagnent l'impôt sanguin périodique que la
Nature a prélevé sur le beau sexe. Si, par suite
d'une émotion violente ou d'un refroidisse-
ment, la fonction ovarienne vient à cesser
brusquement, le délire et les troubles nerveux,

l'irritabilité extrême et les violences peuvent succéder à cette perturbation. Parfois même, les irrégularités du flux cataménial entraînent une folie complète : tous les aliénistes remarquent, du reste, qu'une folle n'est guérie véritablement, qu'autant que le retour menstruel s'opère avec ponctualité. Sur le développement de l'hystérie et la répétition des accès liés à cette névrose, nul médecin ne méconnaît non plus cette influence primordiale. Il en est de même de l'épilepsie, de la chlorée, du goitre exophtalmique, et surtout de la chloro-anémie, dont l'existence et l'évolution sont indissolublement rivées à la fonction dont nous parlons.

L'époque d'apparition des règles varie suivant les climats : de quatorze ans en France, elle est de seize en Russie et de douze en Espagne (chiffres moyens).

Il est facile de comprendre comment agit la suppression totale ou *aménorrhée* : c'est par une pléthore congestive du cerveau. Inversement, la *ménorragie* (exagération de l'hémorragie normale) agira également sur le cerveau à la faveur de l'anémie des centres nerveux. Quant à la manière dont la *dysménorrhée* (menstruation difficile) accomplira, dans l'organisme, les divers ravages dont elle est coutumière, l'explication en est plus délicate. Il est probable, comme le pense le Dr Icard, qu'elle agit par l'élément *douleur* : les souffrances qu'elle détermine sont, en effet, atroces et capables de troubler l'esprit des plus courageuses.

Les troubles cérébraux, éveillés le plus fréquemment sous la sollicitation ovarique chez la femme, se traduisent à notre observation sous la forme d'actes délictueux. Le vol à l'étalage, dans les grands magasins, et surtout la propension au crime d'incendie (pyromanie); la dipsomanie, la monomanie homicide ou suicide, la nymphomanie ou excitation génitale se rencontrent ainsi, à chaque instant, sous la dépendance menstruelle. A propos de l'excitation dont nous parlons, rappelons que notre Michelet considérait la *crise d'amour*, l'*orage du sang*, comme une occasion très fréquente de chute pour la femme : il reconnaît, avec tous les physiologistes, l'analogie de cette période de phlogose amoureuse, avec celle du rut chez les animaux, nos frères inférieurs.

Le délire religieux ou mystique et les extases des saintes ne sont point, non plus, sans affecter certains rapports avec ·l'influence menstruelle. L'absence de cette fonction chez Jeanne Darc semble ne pas avoir été indifférente à la sublime folie de cette héroïne. Elle avait dix-neuf ans, la bonne Lorraine, lorsqu'elle fut brûlée à Rouen ; et Villaret rapporte que, « par un phénomène particulier qui semblait se lier à sa haute destinée, elle n'était pas sujette à ce tribut périodique que les dames paient à l'astre des nuits ». On sait que Jeanne subit, à plusieurs reprises, de par l'autorité ecclésiastique, l'examen direct des sages-femmes ; et cela principalement parce qu'on enseignait alors, dans l'Eglise, que lorsque le diable prenait possession d'une femme, il commençait toujours par lui enlever ce que chacune ne perd ici-bas qu'une fois. Les possédées et les stygmatisées, du moyen

âge comme de nos jours, ne sont, de même,
le plus souvent, que de pauvres filles aménorrhéiques et hystériques.

Les règles *dévoyées* (Astruc) peuvent causer
des hémorragies ou des congestions dans tous
les tissus et sur tous les organes, des attaques
d'hystérie ou d'épilepsie, de la catalepsie, des
crises gastralgiques, des érysipèles, des hydro-
pisies, des crachements de sang. Si la déviation menstruelle devient habituelle, la ferme-
ture de cette *soupape de sûreté* de l'organisme
féminin peut créer des imminences morbides
redoutables. Esquirol cite le cas d'une jeune
femme qui, ayant éprouvé une suppression
menstruelle, déserte sa maison en laissant à
son mari une lettre pour l'avertir que, lasse
de la vie, elle va se noyer. Elle se rend à Saint-
Cloud, pour exécuter son dessein de suicide.
Pendant la route, les règles se rétablissent : la
malade rentre alors chez elle, débarrassée
de ses idées délirantes. Quelle observation
plus curieuse pourrions-nous rapporter, pour
prouver le rôle dominateur de l'utérus sur le
beau sexe ?

Avant de prescrire un traitement à une femme non réglée, le médecin doit toujours, suivant le conseil de Huguier, faire la complète exploration des parties sexuelles. Quel effet voulez-vous que produisent les toniques les meilleurs, les *emménagogues* les plus héroïques, sur un cas de rétrécissement ou d'oblitération du col utérin ou du vagin ? C'est pour cela qu'il faut voir *les pièces* de près, et les toucher.

L'arrivée des règles chez la femme est normalement annoncée par la tristesse, le dégoût, les désirs vagues ; les seins sont tendus et sensibles, le caractère habituel est perverti. Tous ces symptômes se calment et disparaissent au moment où les règles coulent[1]. On peut par-

---

[1] Certaines femmes souffrent, à toutes leurs époques, d'angines à répétition. On conçoit que le seul traitement efficace de ces angines dites *ménorrhagiques* réside dans la régularisation de la fluxion mensuelle (aloés à l'intérieur, sinapismes aux cuisses, etc.).

D'autres sujets, quelques heures avant chaque époque, se roulent dans leur lit, avec des crises de coliques intolérablement douloureuses. Ces douleurs, qui tiennent habituellement à un rétrécissement de l'orifice utérin, sont calmées par un lavement très chaud avec 2 grammes de chloral, 2 grammes de bromure et 1 gramme de laudanum.

fois profiter de l'excitation sexuelle qui précède les règles pour féconder une femme stérile : c'est ainsi que Henri II, sur les conseils
de Fernel, son médecin, réussit, dit-on, à féconder Catherine de Médicis, devenue soudain
causeuse et tendre, alors qu'habituellement
ses caprices la détournaient du conjugal devoir.

La conclusion de tout ceci, c'est qu'il faut
veiller sur les fonctions intimes de la femme,
surtout au moment de la formation. Nous
avons décrit tout à l'heure quels doivent être
ces soins, tous minimes, mais tous importants : *la medicina e la scienza dei minuzie.*
Dans la période active de la femme, il faut que
les maris sachent qu'au moment de la *lune,*
l'épouse devient *lunatique* et peu commode et
qu'ils doivent alors, comme le dit très bien le
Dr Icard, faire preuve à leur égard d'intelligence et de bonté. Il faut éviter les troubles
physiques et moraux qui, à cette époque de
crise, peuvent retentir, d'une manière particulièrement fâcheuse, sur l'organisme de la
femme.

Enfin, les tribunaux devront toujours tenir compte, au point de vue de la triple responsabilité sociale, morale et légale, de l'état menstruel. Aussi bien que la grossesse, cet état peut déterminer des troubles psychiques, une sorte de vulnérabilité spéciale de l'entendement, qui se traduit, parfois, par des impulsions irrésistibles et par une véritable folie. Cet *état puerpéral en petit* (Pajot) et les conséquences qu'il est capable d'entraîner, sont la meilleure réponse à ceux qui voudraient faire du sexe faible l'égal social du nôtre et revêtir des fonctions publiques . .

La femme, enfant malade et douze fois impur.

Ah ! comme Léon Gozlan était physiologiste, lorsqu'il lâchait sa célèbre boutade : « Ne trouvez-vous pas que, pendant quelque temps, — jusqu'à ce qu'on ait trouvé la vraie égalité sexuelle, celle devant l'anatomie, — il serait bon qu'il y eût encore deux sexes ? »

Mais poursuivons l'esquisse hygiénique de la femme sexuelle.

Quel est le but final de la menstruation

chez la femme ? Puisque les femelles des bêtes
en sont exemptes, ce ne saurait être l'ovulation. Nous pensons, avec plusieurs auteurs,
qu'elle est une sorte d'exonération naturelle,
analogue aux pertes séminales *normales* de
l'homme. Elle sert à éliminer les matériaux
de la génération, lorsqu'ils ne sont pas uti-
lisés, et aide la jeune fille à conserver, sans
danger, sa virginité et sa continence jusqu'au
jour où elle subira les premières approches
masculines.

Cette théorie est d'autant plus vraisemblable
que la réserve générale de la femme bien
élevée contraste étrangement avec la fureur
utérine des femelles en rut, qui sont privées
de cet *accouchement en miniature* (Courty)
qu'est l'écoulement menstruel. Si la nature
n'avait institué cette utile dérivation, vous
verriez, comme le dit Rabelais, les femmes
« courir l'aiguillette plus espouvantablement
que les Thyades bachiques au jour des Bac-
chanales ».

Arrivons maintenant à l'hygiène pratique
de la menstruation. Tout d'abord, il faut se

garder de cet idiot préjugé, qui fait considérer comme honteuse la fonction menstruelle [1]. Lombroso déclare qu'il a interrogé
des centaines de femmes homicides, incen-
diaires, coupables des plus horribles crimes de
droit commun. Ces criminelles invétérées
avouaient leurs crimes avec cynisme ; et
presque toutes rougissaient lorsque le savant
les interrogeait sur leur fonction menstruelle !

Rien également n'est plus bête (nous ne
saurions user d'un autre qualificatif) rien n'est
plus bête que l'éducation dans laquelle une
enfant n'est point prévenue de cette échéance
prochaine. Il est des couvents de jeunes filles,
signalés par le Dr Galippe, dans lesquels
on néglige, pour les pauvres pensionnaires
souillées toute une journée du sang durci
menstruel, les soins les plus élémentaires de

---

[1] Il est cousin germain de celui qui faisait naguère considérer la propreté comme contraire à la religion et le bain
comme une indécence. Rappelons que saint Jérôme interdit formellement le bain à la jeune fille chrétienne : il préfère la
voir livrée au prurit de la crasse et à la *dolorifera voluptas* qui
résulte du grattage !

toilette et de propreté. Que ce soit par une coupable incurie, ou par une pudeur absurde et déplacée, cette négligence hygiénique a les plus redoutables conséquences pour la santé. On ne devrait pas seulement (suivant le mot de La Rochefoucauld) rappeler à la jeune fille qu'elle ne sera pas toujours jeune : on devrait (nous le disons hardiment) l'éclairer, au moins, partiellement, sur les problèmes de sa destinée sur la terre. Avec un peu de délicatesse, la chose est facile. Diderot avait ainsi instruit, lui-même, sa propre fille de tous les mystères de la génération humaine : il y était arrivé par des comparaisons d'histoire naturelle et des périphrases. Il s'en trouva bien ; et notre conviction personnelle, à cet égard, est que, lorsque les sens ont parlé chez la femme et que l'innocence absolue n'existe plus, l'ignorance devient alors le suprême danger, le fameux *piège* tendu par la Nature, dont parle quelque part Schopenhauer.

Deux préceptes capitaux s'imposent à la femme au moment de ses menstrues : éviter le froid; éviter les émotions. L'impression du froid, les injections froides, le froid aux pieds, le contact des mains avec l'eau froide, voilà autant de conditions susceptibles d'arrêter brusquement les règles et de causer ainsi des affections aiguës de la poitrine et de l'abdomen ou d'aggraver, pour le moins, des dispositions morbides préexistantes. Quant aux impressions morales, on conçoit toute leur influence si l'on songe à l'irritabilité de la femme, à l'époque où

L'inconstante Phébé lui marque son retour.

On a vu, alors, la frayeur ou la colère causer des attaques d'hystérie ou d'épilepsie. Raciborski affirme même que la simple crainte d'une grossesse, accompagnée d'inquiétudes sur l'apparition des règles à l'époque voulue, peut frapper *d'atonie* l'ovulation, retarder l'érection ovarique et mettre inhibition aux menstrues. C'est ainsi que nous avons vu, chez l'homme, une simple préoccupation d'esprit empêcher les érections péniennes.

Les excitations génitales précipitent l'é-

chéance du tribut mensuel. C'est ce qui arrive
chez les jeunes mariées. La fiancée choisit
toujours, pour son mariage, le jour le plus
rapproché de la fin de ses règles. Eh bien ! il
n'est pas rare de voir le jeune mari séparé de
sa femme, la nuit des noces, par un escadron
de *horses-guardes ;* voilà l'effet congestionnant
des premières effluves d'amour.

Pour favoriser les règles, il faut entourer la
femme de vêtements chauds et lui faire avaler
une infusion chaude aromatique. L'*armoise* est
populaire à cet égard : c'est la plante de
Diane (Ἀρτέμις), déesse des vierges pâles et
aménorrhéiques. Presque tous les aphrodisiaques masculins sont, d'ailleurs, des *emménagogues: ovari testes muliebres* (Galien). Les bains
chauds généraux et les bains de pieds sina-
pisés ; les sinapismes aux lombes, les pilules
de fer et d'aloès, sont également des stimu-
lants ovariens. Parmi les exercices physiques,
le saut, la danse, la marche (et surtout l'équitation) peuvent être recommandés : il ne faut
point, non plus, négliger les influences morales et principalement celles qui peuvent dis-

siper la crainte ou le désir d'une grossesse.
Enfin, un moyen énergique et sans danger,
quoique mécanique, consiste à pratiquer des
injections chaudes avec 60 grammes de lait et
quinze gouttes d'ammoniaque.

Dans le cas de *dysménorrhée habituelle*, il
faut, outre les toniques et reconstituants, conseiller l'électricité et les bains de mer chauds,
la vie au grand air et les rapports conjugaux.
Le mariage guérit la dysménorrhée, parce
que la conjonction connubiale est éminemment
dilatatrice de l'orifice utérin. Baudelocque
appelle la menstruation : un avortement périodique. Le mariage, en secouant la torpeur
génitale des vierges, est donc l'emménagogue
physiologique par excellence.

Enfin, les femmes ont le plus grand tort
de ne rien changer à leur vie active au moment de l'époque cataméniale. Sans vouloir les
séquestrer, comme le demande Moïse (Septem
diebus separabitur, *Levitiq.* xv, 19), nous
croyons qu'un repos relatif agirait sagement
contre les états congestifs que nous avons signalés, sources de maladies plus graves, né-

v ralgies lumbo - abdominales, hémorragies utérines, métrites, ulcérations du col...

＊＞＜

Nous avons assez longuement parlé de la menstruation, parce qu'elle le mérite : poursuivons maintenant l'étude de l'hygiène sexuelle féminine.

Les excès génésiques, chez la femme, causent des métrites assez fréquemment. On a incriminé spécialement, comme capable de déterminer, du côté de la matrice, un éréthisme dangereux, la longue durée du courtisement et des fiançailles. Il est certain que cette période provoque, chez la jeune fille, un appétit sexuel agressif des plus notables. Mais plus tard, le voyage de noces, la longueur exagérée du pénis[1], l'abus des injections, la

---

[1] « Dans les inspections, par dix milliers, des organes génitaux des soldats et des artilleurs de l'armée et des marins de la flotte royale suédoise de guerre, que j'ai effectuées pendant près de trente ans, comme autorité de police des mœurs et de la salubrité, je n'ai pu m'empêcher, dit le Dr Eklund, d'être étonné des variations considérables des dimensions de ces organes. Je crois être dans le vrai en assurant qu'il y a des hommes de taille moyenne, dont le membre viril relâché est

copulation pratiquée à une période trop rap-
prochée des règles ou d'un accouchement
récent : toutes ces causes sont encore plus
capables d'irriter l'utérus et d'y entraîner de
graves affections pour l'avenir. Les métrites
sont, d'ailleurs, d'autant plus graves, qu'on
ne se résout à les soigner que fort tard. La
pudeur féminine qui fait que (selon le mot de
Montaigne) « les femmes donnent leurs
appâts à médiciner difficilement, mais à gar-
çonner tant qu'on veut », s'oppose à un
examen et à un traitement précoce qui gué-
rirait là métrite avant qu'elle ne fût devenue
incurable... Ne temporisons donc pas dans les
affections de matrice ; n'attendons pas qu'il
soit trop tard, puisque la médecine et la chi-

environ cinq fois plus grand que ceux de petite dimension. Je
suis saisi d'horreur en songeant aux désordres qui peuvent
être produits et qui arrivent plus souvent sans doute que le
monde médical n'est appelé à le constater, dans un vagin
court, étroit et rigide, par un tel pénis, surtout quand le pos-
sesseur est en état d'ivresse et la femme mise en appétit.

« Il est très pratique, l'usage en vogue parmi les nègres sauvages de l'Afrique (J. Kyrtl. *Anatomie topographique*) d'envoyer,
avant la cohabitation, un modèle en gypse du pénis en érection, à la fiancée. Voilà aussi une prophylaxie. »

rurgie, prévenues à temps, peuvent tout pour
les soulager et les guérir.

Un symptôme que la femme ne devra
jamais négliger, c'est la *leucorrhée* (pertes
blanches), qui dépend souvent d'un état morbide sérieux. Elle s'accompagne ordinairement,
d'ailleurs, de lymphatisme et de débilité générale, qui réclament une médication tonique
et reconstituante. Les pertes blanches sont,
parfois, d'origine dartreuse, et alors, elles
s'accompagnent de démangeaisons vives, qui
peuvent exciter la femme aux plus mauvaises
habitudes. Cette variété de leucorrhée guérit
par les injections d'eau chloralée de goudron
au centième ou par la glycérine boriquée en
tampons.

A propos des *injections*, nous recommandons, comme formule de propreté, l'eau
bouillie à la température de la chambre, additionnée de quelques gouttes d'alcoolat de lavande ambrée. Dans le but de rétrécir l'antre
sexuel, certaines femmes abusent des injections
astringentes à base de noix de galle, de bis-
torte, de ratanhia, de benjoin, d'écorce de

grenade, d'alun, etc... Au Brésil, toutes les jeunes femmes emploient certaines écorces qui s'appellent *écorces de jeunesse* et *de virginité*. L'abus de ces sortes d'injections flétrit et tanne les muqueuses sexuelles et compromet leur vitalité pour plus tard. Souvenons-nous, d'ailleurs, que le *laxum* est bien proche du *strictum* et que l'atonie des tissus succède, le plus ordinairement, à leur excitation contractile artificielle.

L'onanisme clitoridien et vaginal, que certaines femmes pratiquent avec le doigt, d'autres avec des *phallus* artificiels (d'origine hébraïque) ayant pour étymologie « *gaudium mihi* », d'autres enfin, avec des corps étrangers variables et bizarres, — produisent, sur le système nerveux des femmes, les désordres les plus fâcheux. N'oublions point que le sexe faible est bâti, en somme, autour du centre utéro-ovarien, et qu'il faut se garder d'exciter artificiellement (surtout d'une manière précoce) l'innervation génésique. Chez la petite fille, l'oñanisme modifie habituellement la conformation des parties génitales, entre-bâille l'orifice vulvaire, hypertrophie le bouton clitoridien ainsi que les grandes et petites lèvres, frange et dentelle la membrane hymen et suscite, prématurément, la pousse du système pileux montévénérien. Mais chez la jeune fille adulte, il est difficile, quoi qu'en ait dit Martineau, d'affirmer, par des signes analogues, les habitudes de pollution manuelle. Ce qui se manifeste alors le plus souvent, ce sont des pertes blanches, une anémie profonde, des névralgies lumbo-abdominales, et parfois (chez celles qui *se touchent* d'une manière effrénée) le relâchement et la rétroversion de la matrice, bien plus graves chez la jeune fille que chez la femme faite. De plus, en ébranlant son système génital, la jeune fille altère et compromet ses centres nerveux : elle devient triste, hébétée, et se consume, bientôt, dans un affaiblissement psychosensoriel voisin de la folie. C'est dans certains de ces cas graves que l'on a pu conseiller, avec succès, l'infibulation vulvaire et l'excision du clitoris.

Mais, en surveillant, de bonne heure, les habitudes de l'enfant ; en exigeant de très grands soins de propreté, en dirigeant davantage l'éducation des filles du côté de l'endurcissement, on restreint ordinairement l'onanisme dans ses plus justes limites. Méfions-nous pourtant des ruses onanistiques de la femme, et rappelons-nous qu'Argus n'eut pas assez de ses cent yeux pour surveiller celle qui lui était confiée !

Quant aux amours lesbiennes (*cunnilinguisma* des anciens Romains), leur origine est dans l'internat, plus mauvais encore pour les filles peut-être que pour les garçons[1]. A la fille, il faut le foyer familial et l'éducation directe par la mère. Le *saphisme* ou *tribadie* ne provient pas (comme l'a prétendu certain savant en veine de plaisanterie) d'une atavique et instinctive réviviscence de l'hermaphrodisme embryonnaire primitif (bisexualité primitive du corps de Wolff). C'est, tout simplement chez

---

[1] Les singes se masturbent dans les cages de nos jardin zoologiques et jamais dans les bois où ils vivent libres, dit à ce propos, l'illustre gynécologiste Lawson-Tait.

la femme, une question d'orgueil, parfois, de
désœuvrement et de dépravation, souvent,
mais surtout, c'est l'expression du désir, assez
fréquent à notre époque, d'éluder la maternité
et de cueillir la fleur de volupté sans en récolter les fruits. Et puis la femme a été placée
unanimement sur un si beau piédestal, qu'elle
est (n'est-ce pas?) presque excusable d'en
descendre, pour tomber en adoration devant
sa propre image...

Tout ce qui est immodéré dans la passion
sexuelle, tourmente, pervertit et empêche l'é-
volution normale des organes génitaux. L'onanisme, chez la femme comme chez l'homme,
est pernicieux à ce point de vue d'abord : mais
il l'est aussi, parce qu'il retentit d'une manière
fâcheuse sur la santé générale et sur le fonctionnement psycho-nerveux, qui tient, comme
on le sait, les rênes de l'organisme vivant.

D'autre part, la sécrétion trop active des
glandes de Bartholin (elle imite parfois une
véritable *éjaculation*) devient une cause d'épuisement, lorsqu'elle n'est pas sollicitée par les
rapports normaux, mais par des attouchements

lascifs vulvo-vaginaux. De là, ces douleurs lombaires, ces faiblesses dans les genoux et les jarrets, qui accompagnent, chez la femme comme chez l'homme, les pertes dues à l'onanisme...

L'instinct sexuel est puissant, cela est vrai, mais il n'est pas indomptable. On peut, par une occupation constante, par le travail physique et cérébral bien ordonnés, chasser toutes les idées d'érotisme, surtout chez la femme ; car elles n'ont pas pour origine, comme chez l'homme, une réplétion mécanique, une sécrétion de tous les instants, qui presse et sollicite l'évacuation *excrémentitielle* séminale.

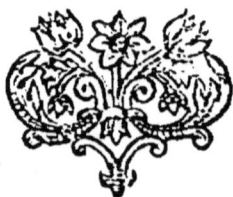

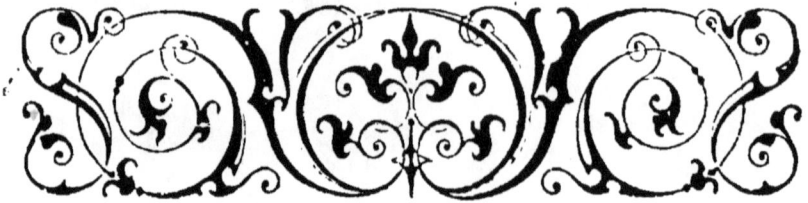

CHAPITRE V

HYGIÈNE INTERSEXUELLE

> L'homme estant créature divine et très noble ne consentirait jamais à s'assujettir à chose aussi immonde et abjecte que copulation charnelle, si Nature ne titillait ses parties d'une grande et chatouilleuse volupté
>
> (A. Paré)

LA Nature a évidemment attaché aux rapports sexuels la sensation voluptueuse, afin d'intéresser les individus à la conservation de leur espèce. La volupté n'est pourtant point la même dans les deux sexes. Plus intense et plus courte chez l'homme, elle est, ordinairement, plus longue et moins vive chez la femme. De plus, elle est beaucoup plus fréquemment absente chez la femme que chez l'homme. Enfin, le sentiment de tristesse qui suit le coït est plus spécial au mâle, auquel s'applique surtout le vers d'Ovide :

Læta venire Venus, tristis abire solet.

Supposons un cas classique : celui du mariage.

Les premiers rapports sexuels doivent être précédés de grands bains, de fomentations émollientes et d'onctions huileuses (glycérine, vaseline) sur les organes génitaux. Il faut que l'homme se dirige avec puissance et rectitude, mais aussi avec tact. Car, si les premiers rapports sont douloureux, ils provoquent, chez la femme, le *vaginisme*, sorte de contracture vulvaire par appréhension, qui rend les rapports subséquents on ne peut plus difficiles. Il faut donc faire précéder la défloration de tout ce qui peut exciter le plaisir chez la femme. L'union sexuelle ne doit pas débuter par un viol brutal : elle doit être caressante, délicate et adroite d'emblée.

L'immortel Ambroise Paré a émis, il y a plus de trois siècles, des propositions semblables. Voici ce qu'il dit dans son *Traité de la génération de l'homme* (1573) :

« L'homme estant couché avec sa compagne et épouse, la doit mignarder, chatoüiller, caresser, esmouvoir, s'il trouvait qu'elle fut dure à l'esperon, et le cultiveur n'entrera dans le champ de Nature humaine à l'éstourdy, sans que premièrement n'ait fait ses approches, afin qu'elle soit esprise du désir du masle, qu'elle prenne volonté et appétit d'habiter, etc... »

Mais il ne faut pas tomber dans l'excès opposé. Si l'initiative masculine manque et si la timidité s'en mêle, la défloration est incomplète : alors l'hymen, éraillé, devient irritable et douloureux. Les maris qui, selon le mot de Gallard, ont mal frappé à la porte pour la première fois, ne la verront pas, de longtemps, se rouvrir facilement devant eux. C'est ainsi que des femmes demeurent six et huit ans sans avoir avec leurs maris des rapports complets, lorsque l'accouchement, toutefois, ne se produit pas. Car il est évident que

Où l'enfant a passé, passera bien le père.

On voit, nous dit Lorain, énormément de femmes *fort distinguées*, de par le monde, qui n'ont jamais coïté, pour cause de vaginisme.

Qui décrira jamais les terribles conséquences des premiers rapports sexuels sur l'avenir de l'existence conjugale ? « L'amour naît de rien et meurt de tout » : méditez, jeunes époux, ce mot d'Alphonse Karr. Ni le sans-gêne, ni l'innocence ne vont bien au nouveau marié : il doit avoir des choses sexuelles une certaine expérience. Ce n'est guère que dans les *Pastorales* de Longus que l'on voit les coups d'essai se transformer en coups de maître. Mais les bergères grecques ignoraient la névrose et ses spasmes douloureux : elles n'avaient pas besoin de pommade belladonée ni de glycéré à la cocaïne, pour ouvrir à leurs Daphnis les portes du Paradis.

Toute copulation doit débuter par le *baiser*, cette exquise impression tactile, qui excite les sens et met en branle tout l'organisme, par les vibrations nerveuses qu'il sollicite. Un petit consell en passant, à propos du baiser : si poétique qu'il soit, il n'est, physiquement,

qu'une *ventouse*. Évitons donc le baiser sur
l'oreille, qui peut occasionner la surdité, par
perforation du tympan. Ne riez point : cela
s'est vu.

Pour être conforme au vœu de la nature,
le rôle amoureux du mâle n'a point besoin
d'être brutalement agressif, de même que la
passivité absolue n'est point de mise, pour la
faible femme qui nous a séduit. L'impétuosité
brutale des premiers rapports (lorsque l'homme
est en contact direct sur le ventre de la femme),
peut causer, outre des vulvites et bartholinites,
des contusions abdominales parfois douloureuses.

⁂⸖⸜

Malgré l'assertion d'Heronymus : « Diffi-
cilis res viginitas, ideoque rara », et le mot
d'une aimable femme, déclarant difficile de
garder longtemps un trésor dont tous les
hommes ont la clef sur eux, — la virginité
anatomique existe, sous la forme de la membrane *hymen* : *prima Venus debet esse cruenta.*
L'hymen (dont l'absence complète est fort

rare) est un simple repli muqueux, qui se
rompt ordinairement à la première approche
de l'homme, en déterminant une hémorragie
légère. Parfois, la rupture est un peu plus
ardue; parfois aussi, l'hymen se refoule et la
femme peut devenir grosse avec son pucelage,
qui perd ainsi tout prestige de *signum anato-
micum* d'innocence et de sagesse ! Enfin, l'hémorragie qui suit la rupture hyménéale nécessite, parfois, l'intervention médicale et
même l'application de serrefines. Cela a lieu,
surtout, chez les hémophiles, sujets prédisposés aux ruptures vasculaires. La membrane
hymen peut, naturellement, se déchirer par
les pratiques d'onanisme, les chutes à cali-
fourchon, les vulvites des petites filles, etc...

La difficulté des premiers rapports tient,
parfois, à l'étroitesse de la vulve ou à des con-
tractions causées, chez la femme, par la peur
exagérée du mâle. C'est pourquoi ce dernier
ne doit point, par son ignorance ou son im-
péritie, sa naïveté ou sa brusquerie, aggraver
cette disposition, assez naturelle aux jeunes
épousées. C'est à l'homme plutôt qu'à la

femme, que l'on devrait, la veille du mariage, donner des instructions! Qu'il pénètre douce-ment, sans violence; si l'hymen est éraillé et douloureux à la suite du premier coït, il faut qu'il attende, en prescrivant les pansements et le repos nécessaire, la cicatrisation de cette petite plaie. Sinon, rien ne pourra empêcher ce spasme vaginal, très analogue à celui de l'enfant auquel le médecin veut, de force, ou-vrir les paupières ou les lèvres. Peut-être pour cette raison, les habitudes ébrieuses qui pré-cèdent, dans notre *civilisation* (?), la première nuit des noces, ont-elles un côté favorable, en endormant la douleur des premiers rapports sexuels. On raconte, à propos d'anesthésie, qu'un mari chercha longuement, sa femme, soudainement enfuie de la salle du bal qui pré-cédait la première nuit. Il finit par la retrou-ver, étendue sur le lit nuptial et recouverte de cet écriteau à l'adresse du mari ébahi :

Il paraîtrait, m'a dit ma mère,
Que ça fait souffrir vivement :
Je me suis fait chloroformer...e,
Allez-y donc très carrément !

Le chloroforme peut, effectivement, rendre de grands services dans certains cas de vaginisme très sérieux. De plus, avantage précieux pour les catholiques, l'Église ne l'interdit point, comme dans l'accouchement. La Bible dit : « tu enfanteras » et non « tu forniqueras » dans la douleur.

Il faut bien dire, d'ailleurs, que l'appétit vénérien, *le sixième sens*, comme on l'a appelé, ce besoin instinctif du contact muqueux inter-sexuel, est sensiblement analogue dans les deux sexes. Chez l'homme, il est mécaniquement causé par l'accumulation du sperme dans les vésicules séminales :

> « Amour est une affection
> Qui, par les yeux, dans le cœur, entre,
> Puis, par une défluxion,
> S'écoule par le bas du ventre, »

dit notre Mathurin Régnier.

Mais le besoin sexuel existe souvent, aussi impérieux, chez la femme, surtout au printemps (la statistique constate, en mai, le *maximum* des viols et des conceptions). Il a beau être contenu : il éclate. Le sentiment de la pu-

deur, lui-même, en est une preuve : et, comme
le dit très justement P.-J. Proudhon, « d'elle-
même, la femme est impudique : si elle rou-
git, c'est par peur de l'homme ». On dirait
que l'ovule et le spermatozoïde s'attirent réci-
proquement, comme deux pôles électriques,
ou plutôt comme deux éléments de la chimie.

L'imagination et l'entendement jouent, du
reste, un grand rôle, dans les sensation des
l'amour physique :

Heureux qui peut aimer : c'est la moitié de croire !
(V. Hugo.)

Mais, comme le juge très bien J.-J. Rousseau, « loin que l'amour vienne de la nature,
il est la règle et le frein de ses penchants :
c'est par lui, qu'excepté l'objet aimé, un sexe
n'est plus rien pour l'autre ». L'amour heureux et bien réglé est le roi des toniques cir-
culatoires. Il corse l'énergie vitale et fait éclater l'expression harmonieuse de la santé. On
dit que le mariage est le pot-au-feu de l'amour.
Cela est vrai : mais combien préférable, hygiéniquement, aux homards américains des ca-

barets les plus fameux ! Hors de l'état de mariage, qu'avez-vous ? Avant trente ans, des amourettes, à trente ans, des amours, après quarante, des amourailles (Louis Desnoyers). L'amour, en dehors de l'union monogame, n'est guère que l'occasion de perturbations physiques et morales. C'est une passion déréglée, inquiète, souvent violente, qui exalte le pouls, anime le cœur de mouvements fébriles. Aussi, l'hymen retarde-t-il, véritablement, la vieillesse et en allège les dangers.

La santé est parfois sérieusement troublée, chez la femme comme chez l'homme, par un amour malheureux, contrarié, déséquilibré. Alors, survient une véritable fièvre consomptive : le cœur bat, le visage s'enflamme, les yeux brillent, les membres tremblent; une peur inconnue accable l'amoureux. Hippocrate ne se trompa point dans son diagnostic, lorsqu'il reconnut que l'amour seul ravageait les traits du roi Perdiccas, condamné unanimement comme phtisique. Le remède de ces états morbides de l'âme (lorsqu'on ne peut pas envoyer le malade en possession de l'objet

aimé) consiste à provoquer, chez lui, une sti-
mulation excessive de la pensée, capable d'o-
pérer une diversion, une révulsion mentale.
Théophraste appelait l'amour une maladie de
l'âme oisive. C'est pourquoi Diane la chasse-
resse est la grande ennemie de la Vénus my-
thologique.

La sensation voluptueuse, but terminal de
l'attraction des sexes, constitue le plaisir le
plus intense, le plus aigu que puisse éprouver
l'être vivant ?

Quand la chair de la femme, inéluctable enclume,
Tressaille sous l'effort de son mâle éperdu,

les époux jouissent d'une volupté si intense
qu'elle confine presque à la douleur. Démocrite
la comparait à une attaque d'épilepsie en rac-
courci. Mais, pour conserver à cette sensation
toute sa valeur, il faut demeurer dans la modération. Celse affirme que, pratiqué de temps
en temps, le coït donne des forces ; trop souvent, il en ôte :

« ... L'amour doit, avec soin,
Laisser grossir le torrent du besoin... »

6.

remarque judicieusement Gentil-Bernard. De
plus, le coït doit être accompli entièrement,
sans restriction ni fraudes, afin de ne pas
exciter le système nerveux féminin sans l'apai-
ser comme conclusion finale : procéder autrement constitue, pour la femme, un véritable
supplice de Tantale, dont la répétition est
pleine de funestes conséquences aussi bien
pour les nerfs que pour la matrice. Enfin, le
coït doit être pratiqué *face à face*, ce qui rend
le contact des sexes le plus intime, et non
quadrupedum ritu (comme le disent certains
auteurs trop soucieux de nous rapprocher de
l'animalité). Cette dernière position s'impose,
toutefois, dans le cas d'embonpoint exagéré
de l'un des conjoints et dans certains cas d'infécondité, que nous déterminerons plus loin.

Quelle doit être la fréquence des rapports
sexuels ? Le droit canon permet les rapports
sexuels trois ou quatre fois par semaine;
Mahomet une fois, le vendredi; Zoroastre une

fois tous les neuf jours, Solon, tous les dix jours. Mais on peut admettre qu'un adulte vigoureux doit pratiquer le coït trois ou quatre fois par semaine. Tout cela a peu d'importance : c'est affaire d'habitude ou d'entraînements. Mais il faut que les rapports soient normaux et courts (*non morari in coitu*) pour être conformes à l'hygiène. De plus, ils doivent être interdits absolument (sous peine d'uréthrite chez l'homme et de congestion utérine chez la femme), au moment des époques ou dans la convalescence d'un accouchement ou d'une fausse couche. Le Lévitique interdit formellement l'union mutuelle des sexes au moment des règles. L'enfant conçu dans cette période impure est un enfant maudit (*mamser benidah*) et comme le bouc chargé de tous les péchés d'Israël.

Le commerce sexuel doit être prudent et la vie génitale ne doit jamais être surabondante. La plupart des maladies des femmes viennent du peu de repos accordé par l'homme aux organes sexuels féminins. En somme, et d'après tous les auteurs. la pierre de touche de l'hygiène conjugale consiste en ce que, le lendemain du coït, les deux époux doivent se trouver parfaitement sains, vigoureux, pleins de vivacité intellectuelle et corporelle, s'il est possible même, à un degré plus élevé qu'auparavant. Bien des souffrances physiques et psychiques tirent souvent leur origine des excès faits dans le lit conjugal (Ribbing).

Le coït est dangereux avec une femme atteinte de cancer ou de tuberculose des parties génitales. A supposer que ces maux ne soient point contagieux (ce qui n'est pas prouvé, surtout pour la tuberculose), il y a, tout au moins, pour l'homme, danger d'uréthrite. Qu'il emploie, dans tout cas suspect (de ce genre et d'autre genre) le *condom*, capote anglaise, *french letter* ou boyau préservatif. Les meilleurs sont en caoutchouc.

> Caché dans la baudruche,
> On peut, comme l'autruche,
> Ne plus croire au danger !

Mais force est souvent de se souvenir de la définition de Mme de Staël : « C'est une cuirasse contre l'amour, et contre le danger c'est une toile d'araignée[1] ! »

Le lavage des organes sexuels est indispensable avant et après le coït : « Croyants, purifiez-vous en vous approchant et après vous être approchés de vos épouses. » (*Koran* V, 6.) Mais il ne faut pas, toutefois, exagérer la propreté avant le coït régulier, surtout si l'homme et la femme emploient les minutieuses lotions avec les parfums ou les eaux antiseptiques. M. Van den Corput signalait récemment l'action frigidifiante de l'antisepsie, qui détruit les spermatozoïdes, absolument comme elle détruit les micro-organismes[2]. L'excès de propreté, du reste, énerve la faculté génitale ; au contraire, les émanations naturelles excitent à l'amour : nous en prendrons comme témoins ces trois illustres paillards,

---

[1] Ricord aimait à comparer ce petit appareil à un parapluie, qui protège la tête sans empêcher les pieds de se mouiller : c'est une critique encore plus juste de son utilité.... problématique.

[2] Le camphre, la lavande et les parfums antiseptiques tirés des labiées sont, depuis longtemps, célèbres à cet égard. Voir, pour l'influence des parfums, notre ouvrage sur l'*Hygiène de la beauté*.

qu'on appelle les rois Salomon, Henri IV et Louis XIV. Bordeu, qui affirme que l'odeur génitale de la femme ne *rebute que les tièdes* [1], ajoute ces réflexions topiques :

« Nos anciens solitaires s'écartaient donc à cet égard de leur objet principal en dédaignant les bains de la propreté, comme saint Jean et saint Pacôme, qui ne changeaient point de vêtements, ou comme saint Hilarion, qui ne lavait jamais sa chemise. »

C'est peut-être le cas de rappeler ici l'histoire de ces *renifleurs*, décrits par Ambroise Tardieu, qui vont, dans certains lieux publics, chercher, pour leurs désirs maniaques, l'excitation olfactive du parfum uro-génital !

---

[1] Voir Dr E. Monin : *Les Odeurs du corps humain.*

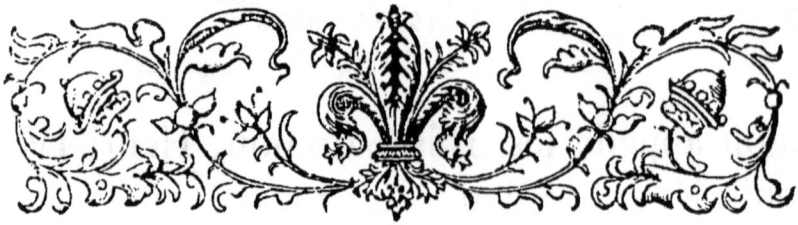

CHAPITRE VI

LE MARIAGE ET L'HÉRÉDITÉ

E mariage n'est point, comme le croient les sceptiques, un simple calcul de probabilités. Il est, littéralement, au point de vue des résultats, ce qu'en pensait Michel Lévy : « la santé ou la maladie à deux ». Mais il ne s'agit pas seulement de la santé individuelle des époux. C'est la race elle-même et son avenir qui sont mis en question par le mariage : aussi, devons-nous entourer de toutes les lumières de l'hygiène et de la physiologie, les circonstances de ce « *viol légal* », étroitement soumis, dans notre moderne civilisation, aux questions seules d'intérêt et de *convenances so-*

ciales, alors qu'il ne devrait s'inspirer que des lois physiologiques et surtout de l'hérédité, qui régit absolument les destinées humaines...

Ce qu'il faut éviter, par-dessus tout, dans le mariage, c'est la transmission morbide, qui découle naturellement de l'hérédité physiologique : « Qui peut transmettre une organisation saine et normale, peut en transmettre les vices, les anomalies et les maladies. » Cela est évident.

> Quand il a neigé sur le père,
> L'avalanche est pour les enfants !

Les vices de conformation le plus notoirement héréditaires sont : le bec-de-lièvre, les doigts surnuméraires, les pieds-bots, le goitre, les déviations de la colonne vertébrale, etc. Parmi les maladies proprement dites, l'anémie, la pléthore, la tendance aux hémorragies ; les affections du système nerveux (folies diverses, délires, hystérie, manie du suicide, épilepsie) ; les *diathèses*, c'est-à-dire le rhumatisme, la goutte et la gravelle, l'herpétisme ou vice dartreux, la scrofule, la phtisie, le cancer, la syphilis, etc.

Quelquefois, on ne retrouve chez l'enfant aucun des caractères existant chez les parents. Il faut alors recourir aux grands parents, pour expliquer le tempérament et les diathèses du produit observé. C'est ce que nous nommons l'*atavisme*. L'atavisme n'était pas ignoré des anciens : témoins ces vers de *Lucrèce :*

Fit quoque in interdum similes existere avorum
Possint, et referant proavorum sœpe figuras.

Il faut donc ne pas borner ses investigations, en matière de mariage, aux père et mère des futurs, mais encore les pousser à l'égard des aïeux et même des parents éloignés, si c'est possible. Charles Darwin, l'illustre Anglais qui a le mieux étudié, en zoologie, les questions d'hérédité, est peut-être un des plus beaux exemples d'atavisme que l'on puisse rapporter. Son père, en effet, n'était qu'un modeste médecin, tandis que son grand-père Erasmus avait exprimé déjà, au XVIIIe siècle, les grandes propositions théoriques que devaient développer Lamarck, Hæckel et surtout Charles Darwin, son propre petit-fils.

Il est, pour nous, une loi d'hérédité très importante : c'est celle de l'apparition des maladies diathésiques à des époques correspondantes de la vie. Le Dr Battesti en tire, au point de vue du mariage, cette conséquence : que le péril augmente en raison directe de la jeunesse des beaux-parents. « La sécurité dans le mariage, dit-il excellemment, ne peut exister qu'autant que les futurs ont atteint un certain âge assez avancé pour permettre aux maladies dont peuvent être atteints leurs parents de se prononcer.» Comme conclusion, il faudrait retarder l'heure du mariage, fixer comme *minima* trente-cinq ans pour l'homme et vingt-cinq ans pour la femme. Il est bien certain, en tout cas, que nombre de maladies et d'infirmités féminines n'ont pas d'autre origine que la maternité précoce. Il faut, de plus, que l'âge respectif des époux soit assorti. « Quand on peut être le père de sa femme, a dit Dumas fils, on risque fort de ne pas être celui de ses enfants. »

Tous ces principes n'ont évidemment rien d'absolu : ce sont comme les calculs d'une sorte d'assurance mutuelle dans le mariage. S'il existe, en effet, véritablement des moyens d'améliorer la race humaine, c'est la physiologie et l'hygiène qui nous les fourniront : « On ne commande à la Nature qu'en lui obéissant, » disait Bacon.

Malheureusement la physiologie et l'hygiène sont loin d'être les maîtresses, dans nos sociétés contemporaines, où le capital-argent remplace toutes les autres préoccupations. Mais cela ne doit pas empêcher, bien au contraire, le médecin de faire entendre sa voix : « *Nos canimus surdis.* » — nous poursuivons quand même !

La prématuration matrimoniale est également un danger au point de vue des deux sexes. Il y a longtemps que l'illustre Hufeland écrivait que les parents qui marient leurs enfants trop jeunes leur inoculent la vieillesse. C'est de ces unions surtout que sortent ces enfants *tarés*, qui ne tardent pas à payer, à intérêts composés, les dettes pathologiques de leur race et de leur famille.

Il est surtout un point sur lequel ont le de-

voir d'appuyer tous ceux qui croient à l'hérédité et à la sélection. Ce point est la tare
nerveuse, la névropathie, qui est le péril dominateur de notre époque [1], nettement trans-
missible par la puissance de l'hérédité. Si les
maniaques et les excentriques pullulent, si les
malades de l'esprit sont plus fréquents peut-
être, dans notre belle société, que les malades
du corps, cela tient évidemment à la manière
absurde dont se font les mariages contempo-
rains : cela tient à ce qu'on n'attache pas assez
d'importance, chez les conjoints, à la *virginité
cérébrale*..., qui vaut bien l'autre, peut-être.
Pour arrêter (et nous croyons qu'il en serait
grandement temps) la névropathie contemporaine au milieu de ses funestes conquêtes, il
faut, avant tout, écouter la voix d'Herbert
Spencer : « Soyons de bons animaux ! » Oui :
apportons aux croisements humains les soins
et les données que nous appliquons aux traces
animales, et ne cherchons pas uniquement à
élever nos enfants, matériellement et morale-

[1] Voir notre récent volume : *Misères nerveuses.*

ment, trop au-dessus du niveau de leurs pères.
C'est ainsi que nous payons, de la vie future
des générations, quelques lignes dans les dic-
tionnaires biographiques, comme l'exprime
excellemment le Dʳ Jacobi. « Ce ne sont pas
les descendants des puissants, des riches, des
savants, des énergiques, des intelligents, qui
constitueront l'humanité future. Ce sera la
postérité des paysans travailleurs et des bourgeois nécessiteux, des humbles et des petits.
L'avenir est aux médiocrités. »

C'est dans le même sens que le regretté
Broca nous disait un jour : « Il faudrait...
émasculer tous les hommes de génie : ils n'en-
gendrent jamais que des imbéciles ! »

Plaçons ici quelques réflexions touchant le
mariage des syphilitiques. Le syphilitique doit
rester garçon, tant que le traitement n'a pas
éteint, chez lui, depuis au moins deux ans,
toute manifestation de la maladie. La syphilis
récente ou mal soignée ferme les portes du
mariage : car elle est contagieuse et *fœticide*.
Le traitement thermal sulfureux peut servir de
pierre de touche, en cas de doute. Enfin, il

est extrêmement rare de voir le mari syphilitique produire des rejetons atteints de syphilis :
ce sont plutôt des avortons ou des scrofuleux,
qui dérivent de la syphilis du mâle. Mais ce
qu'il faut craindre, c'est la contamination de
l'épouse. Il faut donc attendre au moins le
temps nécessaire à la disparition de la virulence
contagieuse : deux années en moyenne, un an
de traitement mercuriel, un an de traitement
ioduré. De plus, on consultera toujours, avant
de faire la demande officielle, un médecin autorisé, dont les avis devront être suivis à la
lettre.

Une question très importante, et qui se rattache étroitement à l'hérédité matrimoniale,
c'est la question de la *consanguinité*.

En France, sur mille mariages, treize ou
quatorze ont lieu entre parents rapprochés,
c'est-à-dire unis déjà par des liens directs à
une souche commune immédiate. Les mariages
consanguins se font entre oncles et nièces,
tantes et neveux, cousines et cousins germains.

La loi n'autorise le mariage qu'entre collatéraux du quatrième degré et des degrés suivants. Mais elle permet à l'État d'accorder, pour les degrés supérieurs, des dispenses légales. Ces dispenses sont très rarement refusées. C'est peut-être pour cela que, depuis une quinzaine d'années, le nombre en a doublé.

Les mariages consanguins sont réprouvés par l'hygiène sociale, qui a, pour cela, d'excellentes raisons. D'abord, ces sortes d'unions sont fréquemment frappées de stérilité, soit qu'il y ait absence réelle de fécondation, soit que le produit soit, avant terme, rejeté par une fausse couche. De tout temps, on a remarqué, dans la progéniture des unions consanguines, la fréquence des monstruosités et malformations, compatibles ou non avec la vie. Parmi les difformités les plus fréquentes, citons les becs-de-lièvre, les pieds-bots, les sourds-muets, les albinos. Il y a vingt-quatre fois plus de pieds-bots et vingt fois plus de becs-de-lièvre chez les enfants de consanguins que chez les autres enfants. Ce fait brutal de statistique nous rend compte de la fréquence des vices de conformation chez les Annamites, qui se marient volontiers entre proches parents. Au contraire, le bec-de-lièvre et le pied-bot sont exceptionnels en Chine, où une religion bienfaisante interdit le mariage jusqu'au sixième degré de parenté, et empêche, sous peine des punitions les plus sévères, toute union entre individus portant le même nom.

Les mariages entre consanguins produisent, d'après Boudin, quarante-deux fois plus de sourds-muets que les mariages ordinaires. Berlin compte 27 sourds-muets sur 10,000 juifs, tandis qu'il n'en compte que 6 sur 10,000 chrétiens. Or (nous avons insisté sur ce point lorsque nous avons traité ici l'importante question du sémitisme), les Juifs ont le tort grave de s'unir trop souvent entre parents. Les travaux statistiques de G. Darwin en Angleterre le prouvent péremptoirement à ceux qui pourraient en douter.

Mitchell attribue la scrofule qui décime les enfants nord-écossais à la multiplité des mariages consanguins dans cette région. Benoiston de Châteauneuf (1845) ne croit pas, toutefois,

que le peu de durée des familles nobles en
France tienne à l'absence d'alliances étrangères
surtout : l'état militaire, l'état ecclésiastique
ou monastique, et les révolutions aussi ont
eu, effectivement, à cet égard, une influence
certaine. Mais on ne saurait contester l'action
de la consanguinité sur la production de l'épilepsie, de l'idiotie, de la scrofule, de la phtisie, de l'hydrocéphalie et de certains troubles
visuels (rétinite pigmentaire). Les albinos
sont aussi de fréquents produits des unions
consanguines. Par les saillies entre proches
parents, les éleveurs produisent, presque à
volonté, l'albinisme chez les animaux.

On voit des enfants issus de consanguins
naître évidemment exempts d'infirmités. Mais
nous avons toujours vu qu'ils apportent une
faiblesse native remarquable, une sorte de
disposition singulière au nervosisme, que nous
regardons comme une expression perfectionnée
de dégénérescence. Donc, abâtardissement
chez l'individu ; conséquemment, diminution
de la population, détérioration de la famille,
dégénérescence de l'espèce. C'est ainsi que

7.

l'Histoire nous fait voir la race juive, malgré sa force miraculeuse, se flétrir en Italie, faute de croisements ; la noblesse portugaise, tourner presque entièrement à l'idiotie, faute d'alliances ; le canton de Berne, dont presque tous les habitants sont parents, regorger de sourds-muets et de crétins ; l'Ecosse enfin, pour des raisons analogues, devenir la terre classique des aliénés et des imbéciles.

Rien d'étonnant dans ces beaux résultats : « Le sang, a écrit excellemment Troplong, le sang a horreur de lui-même, *dans le rapport des sexes*, » Darwin n'a-t-il point prouvé que la sélection est la loi qui domine implacablement tous les êtres vivants ? Et quelle loi plus évidente, disait Joseph de Maistre, que celle qui veut que tout ce qui germe dans l'univers désire un sol étranger ? « Par quel aveuglement déplorable l'homme qui dépense une somme énorme pour unir le cheval d'Arabie à la cavale normande, se donnera-t-il sans difficulté une épouse de son sang ? »

Vous savez tous, lecteurs, que les plus grands éleveurs de France et de Grande-Bretagne ont aujourd'hui, et depuis déjà longtemps, renoncé aux unions consanguines. Ils arrivent à obtenir, par le croisement, des produits bien plus remarquables. La consanguinité, en effet, *en exagérant les vices organiques des parents*, abrutit la race, dont elle élève à la plus haute puissance les tares héréditaires. L'action des mariages entre parents est analogue, dans notre race humaine.

« *Like produces like* », dit le proverbe anglais.

Il est bien évident que deux cousins germains qui s'épousent bien portants, c'est-à-dire qui unissent deux corps exempts de diathèses, à l'abri de tout vice héréditaire, n'iront point donner le jour à des enfants mal portants et infirmes. Mais la condition de santé parfaite des deux conjoints est (sinon idéale) du moins *théorique*, et dure à réaliser. Le danger de la consanguinité est toujours là, chaque individu ayant son côté faible à lui, son *locus minoris resistentiæ*. C'est précisément ce côté faible, ce *locus*, qui, grossi et exagéré, sera transmis au produit, par la baguette magique de l'hérédité :

« L'hérédité morbide, nous dit Bertillon, est, dans les mariages entre parents, la plus certaine et la plus énergique. » Dans ce cas, le danger décroît dans l'ordre suivant, d'après le Dr Mantegazza : 1° mariage entre enfants de deux sœurs ; 2° mariage entre enfants de frère et sœur ; 3° mariage entre enfants de deux frères. Ces trois lois tiennent, d'abord, à ce qu'on hérite plutôt de sa mère que de son père : ensuite, de ce qu'on est toujours le fils de sa mère, *et non toujours de son père.*

Résumons-nous. La consanguinité agit en exagérant l'hérédité, dont les mauvais éléments s'accumulent pour abrutir l'individu et nuire au perfectionnement de l'espèce, assuré dans la nature par le croisement des êtres. Nous regardons l'union consanguine comme un engrais, fécondant puissamment, chez le produit, tous les mauvais germes des producteurs. Pour peu que l'équilibre de santé soit troublé chez l'un des conjoints, ce trouble retentit, exagéré, sur la progéniture issue de ces tristes mariages. C'est le cas de dire que Vénus préside aux

fiançailles consanguines, et ensuite aux enterrements des enfants, sous le pseudonyme de
Libitina. L'union entre parents est un moyen
parfait d'élimination, pour les individus et
pour les races. Elle n'est pas le levier de
multiplication et d'amélioration, tant rêvé par
les économistes, pour notre pauvre famille
humaine !

Terminons, enfin, ce chapitre par quelques
considérations sur une question aussi peu connue qu'elle est controversée : nous voulons
parler de l'hérédité oblique.

Qu'entend-on par hérédité oblique ?

Une veuve a des enfants de son premier
mariage : elle convole en secondes noces, et
les enfants qui naissent du nouveau mari possèdent un certain nombre des attributs moraux et physiques du premier : ces attributs
seraient reproduits par l'intermédiaire de l'organisme maternel, que ce premier occupant a
imprégné d'une manière indélébile. Telle est
la théorie, formulée dans sa plus grande ri-

gueur. La plupart des auteurs se demandent maintenant si elle est vraie et dans quelle mesure.

Admise par Claude Bernard, Tarnier et quelques autres, cette théorie est assurément possible pour les plantes, et même pour quelques espèces animales. Mais elle est loin d'être encore bien démontrée pour l'espèce humaine, où les spermatozoaires étendent peu leur influence au delà des limites de l'œuf qu'ils fécondent. Quoi qu'il en soit, on n'a jamais songé à établir l'hérédité oblique pour les cas de rapports simples non suivis de conceptions. A ceux qui sont disposés à admettre l'hérédité par influence, la conception semble nécessaire et indispensable, pour que le produit du deuxième mari puisse ressembler au générateur primitif.

La médecine étant, avant tout, un art d'observation, nous devrions nous arrêter là et nous rappeler l'apologue immortel de Plutarque : « Pourquoi les poulains poursuivis par un loup deviennent-ils toujours mauvais coureurs ? — Parce que, peut-être, *cela n'est pas vrai...* » S'il n'est pas prouvé péremptoirement que l'hérédité oblique existe dans l'espèce humaine, n'est-il pas oiseux d'en discuter les causes possibles ? Mais l'hérédité, *cette cause des causes*, est encore entourée de tels nuages, — la nature ne nous ayant livré que bien tardivement, et à doses homœopathiques, le secret de ses lois : — envisageons, si vous le voulez bien, cher lecteur, le pour et le contre de la question.

Le contre, d'abord. Nous savons que l'influence des procréateurs âgés existe seule sur la ressemblance héréditaire des enfants. Il n'est pas rare de voir les enfants de parents jeunes ne ressembler ni à leur père ni à leur mère. Ajoutons, à cela, la variabilité extrême des lois de l'hérédité, les différences des races, l'origine toujours contestable de la filiation, la mobilité des échelles à l'aide desquelles on peut apprécier les ressemblances ; et nous comprendrons la difficulté d'admettre l'hérédité par influence. Songez que les meilleurs esprits en matière biologique, ont été jusqu'à nier l'hérédité elle-même, semblables à ceux qui nieraient le Soleil parce qu'ils le sauraient enveloppé d'épais nuages !

Il existe des exemples de familles dont les enfants, issus d'une même mère et de souche paternelle multiple, conservent entre eux des ressemblances indéniables. Je le crois volontiers : il n'est pas rare de voir se ressembler des personnes nullement parentes, et cela par le seul fait de la cohabitation prolongée. C'est ce que Haller appelait le *magnétisme bestial*, citant comme exemple les bouchers vivant au milieu de leur viande, les vieillards accolés à de jeunes épouses, etc... Il est incontestable que la vie intime d'une femme avec un premier mari finit par reproduire, à la longue, sur sa physionomie, certaines qualités morales et physiques de ce dernier. Au bout d'un certain nombre d'années de ménage, combien d'époux arrivent à se ressembler par des traits frappants et que chacun remarque ! Aujourd'hui, on tend à rattacher ces faits à la contagion nerveuse ou par imitation. Le visage est comme un champ ouvert à toutes nos manifestations morales, comme à toutes nos sensations organiques. Or, dans la vie en commun, les passions et les impressions sont communes ; elles s'installeront et se fixeront, d'une façon analogue, en traits permanents, sur les physionomies des deux conjoints : la fonction fait l'organe.

Ce que je dis de la physionomie s'applique, tout aussi bien, à d'autres transmissions morales et psychiques. Créées et conservées chez la femme, elles se refléteront ensuite sur l'enfant d'un second mari. En d'autres termes, il y a eu, sur la mère, accumulation de certaines aptitudes physiologiques, qu'elle pourra perpétuer par l'héritage biologique. En l'ovule, quintessence de tout l'organisme ébranlé par l'image lentement subie d'un premier maître, sommeille l'héritage en question. Or, nous savons que, dans la lutte pour l'hérédité, la victoire d'influence appartient le plus souvent à la mère : nous sommes plus enfants de nos mères que de nos pères, — surtout lorsque nous sommes les produits de l'allaitement maternel :

..... La nourrice est sacrée :
Comme l'éternité, la maternité crée.

Vienne la fécondation, et le fœtus élaboré reproduira l'image revivifiée du premier conjoint.

Remarquez que, dans ma soi-disant explication, je vais plus loin que Tarnier, Claude Bernard et ceux qui croient à l'hérédité par influence, après conception préalable seulement. Je fais saisir la possibilité d'une primiparité avec hérédité oblique ! Tant il est vrai que, sur les terrains mouvants comme ceux de la génération et de la sélection anthropologique, les raisonnements philosophiques et les discussions ont beau jeu, — loin de l'impitoyable Observation et de la ponctuelle Statistique !

Les arguments qui ont apparemment décidé Claude Bernard, ainsi que Büchner à admettre l'hérédité par influence, ont dû être tirés de la zootechnie, comme le peu que nous savons, du reste, sur l'héritage biologique. « S'il n'existait pas d'animaux, a dit Buffon, la nature humaine serait encore plus incompréhensible. » Lorsqu'une chienne de race a subi le contact d'un chien commun, elle est, malgré tout, perdue, pour toute sa descendance ultérieure, et les traces de sa première imprégnation ne s'effacent jamais, quand tous les chiens les plus aristocrates s'efforceraient d'en supprimer la souillure ! La jument de lord Morton fut saillie et fécondée en Afrique par un couagga. Le poulain eut le dos rayé de zébrures, et tous les autres poulains nés plus tard de cette bête, en Angleterre, furent zébrés, comme leur demi-frère sauvage. Les exemples de nos lapins bicolores et ceux des juments mulassières du Poitou sont également probants, à cet égard... pour l'espèce animale. Malheureusement, nous sommes loin, pour l'espèce humaine, d'un pareil luxe d'informations, et nous allons répétant la phrase ennuyée de Montaigne : « Quel monstre est que ceste goutte de semence, de quoy nous sommes produicts, porte en soy les impressions, » etc...

Le Dr Beugnies nous a fourni, de l'hérédité par influence chez les espèces animales, une explication très séduisante, et bien plus scientifique que celle des zootechniciens, qui se bornent à comparer l'ovaire à une plaque pho-

tographique conservant les impressions éloi-
gnées dont elle a été imprégnée. Le fœtus,
nourri, pendant toute la grossesse, du sang
maternel, renvoie, forcément, à son organisme nourricier, le sang *mixte* qu'il charrie
en lui, c'est-à-dire une partie du sang de son
genitor. C'est bien ainsi (par l'intermédiaire de
l'enfant), que le père réagit sur la mère.' La
femme qui a été mère garde donc en elle,
d'une manière indélébile, une parcelle du
mâle qui la féconda. C'est cette parcelle
qu'elle pourra transmettre à des produits ulté-
rieurs d'un second mari. Les spécialistes n'ad-
mettent-ils pas que certaine maladie contagieuse, trop connue, soit parfois susceptible
d'être transmise à la mère par l'intermédiaire
de son fœtus ?... S'il en est ainsi pour la contagion, fonction morbide, ne peut-il en être de
même pour l'hérédité, contagion physiologique?

Voici, pour terminer, un bel exemple d'hérédité oblique morbide, une curieuse histoire
d'imprégnation maternelle, rapportée, croyons-
nous, par M. Ladreit de la Charrière : une
femme a, d'un premier mariage, un seul en-

fant sourd-muet de naissance ; elle se remarie, et le premier enfant qu'elle a de son nouvel époux est également sourd-muet : d'autres enfants lui naquirent ensuite, parfaitement conformés.

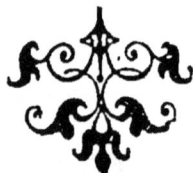

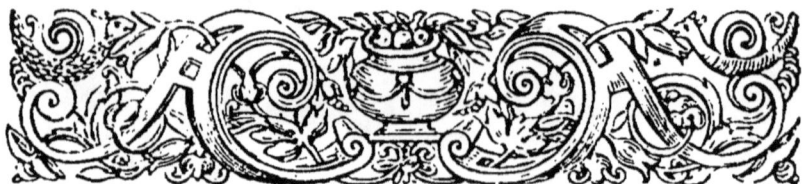

CHAPITRE VII

HYGIÈNE DE LA FÉCONDATION.
DE LA GROSSESSE ET DE LA PARTURITION

LES anciens appelaient *callipédie* l'art de procréer de beaux enfants : ils nous ont laissé, sur cette question, un grand nombre d'ouvrages, dans lesquels des parcelles de vérité se rencontrent, çà et là, enfouies sous un amas de recettes empiriques ou fabuleuses. La callipédie, suivant la science moderne, est loin d'être aussi compliquée : elle se réduit à l'application stricte de certains préceptes de la physiologie et de l'hygiène, et à la connaissance, encore bien imparfaite, des lois de l'hérédité, qui planent sur tous les êtres vivants. En dehors de ces données à peu près précises, la médecine contemporaine laisse

aux progrès des âges futurs le soin de nous
éclairer sur les problèmes obscurs de la conception et de la génération humaines, dont la
solution est encore bien loin de nous.

Quelqu'un a dit que l'hygiène de l'enfant
commençait avec la grossesse de la mère.
Elle commence bien auparavant. Elle naît
avec la génération elle-même ; dans la transmission héréditaire, l'influence paternelle est,
d'ailleurs, fréquemment prépondérante. Qui
pourra préciser les modificateurs raisonnés et
l'entraînement spécial (par un régime matériel
et moral bienfaisant) que l'hygiène de l'avenir
imposera, sans doute, aux procréateurs soucieux d'avoir de beaux enfants ? Quand di-
rigera-t-on enfin une croisade pratique et
fructueuse contre la manière absurde et dégé-
nératrice dont se font les mariages contempo-
rains, où l'argent est ordinairement le moteur
principal ? Viendra-t-il, le Darwin social qui
nous persuadera, une fois pour toutes, que le
croisement et la sélection sont les deux assises
de tout perfectionnement dans notre espèce ?

Mais quittons ces points de vue philosophiques, pour regagner le sol, plus familier, de l'hygiène pratique.

Nous avons déjà protesté, maintes fois, avec tous les hommes d'expérience, contre les absurdités et les dangers des voyages de noces, qui surajoutent, bien intempestivement, leurs émotions et leurs fatigues aux premiers traumatismes de l'existence intersexuelle à ses débuts. Depuis quelques années, la mode a heureusement réalisé en partie ce que l'hygiène demandait en vain aux nouveaux mariés : on se déplace, il est vrai, toujours, mais à proximité, et pour demeurer au même endroit durant les premiers quartiers de la lune de miel. C'est dans ces conditions de tranquillité que l'hygiène de l'imprégnation trouve son compte, et non sur les banquettes des chemins de fer et dans la course aux monuments d'Italie.

Il ne faut pas ajouter aux émotions conjugales de l'épousée les fatigues et les émotions du *viaggio circolare;* un enfant, conçu au milieu des troubles et des cahots des hôtels et des gares, est souvent compromis, condamné *ab ovo :* c'est le cas de dire. Les métrites et les fausses couches des jeunes mariées, les enfants qui naissent chétifs et malingres, tout cela ne provient-il pas souvent de ce que les premiers rapports s'établissent dans les plus déplorables conditions ?

Lycurgue proscrivait le vin le jour du mariage (*ebrii gignunt ebrios*). Hésiode déconseillait le coït au retour des enterrements, de crainte que les époux ne vînssent à produire des enfants mélancoliques. Le héros de Sterne, Trystram Shandy, attribue ses vices physiques et moraux à une question bête que sa mère fit à son père dans un moment très inopportun. Galien, consulté par un peintre fort laid, lui conseilla d'entourer son lit nuptial de trois statues de Vénus... Tous ces exemples que nous venons de citer montrent l'universelle croyance en ce fait primordial : que la vigueur physico-mentale de l'enfant vient directement de celle qui animait les conjoints aux débuts du mystère de l'incarnation.

Il faut se garder, cependant, d'ajouter foi à toutes les histoires fabuleuses, racontées dans les livres ou dans le public, concernant l'influence des impressions maternelles sur le développement des difformités congénitales chez le produit. Mais il ne faut pas nier en bloc cette influence. On la prend parfois en flagrant délit et on l'a observée même chez les animaux. C'est ainsi que Gray a présenté à la *Zoological Society* de Londres, en 1863, le corps d'un poulet, dont le bec et les pattes étaient d'un perroquet : plusieurs exemples identiques s'étaient manifestés, disait-il, dans son poulailler, voisin d'une cage que secouait violemment un ara féroce. Les poules avaient été notoirement terrifiées par ce voisinage. Voici encore deux observations authentiques sur l'espèce humaine : un enfant naît sans pouce gauche, parce que, sa mère étant enceinte, le père avait voulu s'amputer le même pouce afin d'échapper aux servitudes militaires (Thomas). Un enfant mort-né présentait sous le derme des taches livides, correspondant exactement avec les cicatrices de brûlures de sa mère, gravement échaudée au cours de sa grossesse (Wallace et Sterdman). Il n'y a aucun

danger pour l'hygiéniste à ne pas être trop
sceptique vis-à-vis des impressions maternelles. Car, s'il y croit, les conséquences
de sa croyance le conduiront simplement à
entourer davantage la femme enceinte de précautions et de sollicitude. On lui évitera les
impressions morales, tristes ou désagréables,
le froid humide, la chaleur exagérée. Elle sera
soumise à une bonne alimentation, choisie
suivant les goûts de l'estomac. Nous lui recommandons l'abstinence du café et de l'alcool,
et l'usage de la bière au repas du soir.

Il ne peut y avoir qu'avantage à céder
aux bizarres envies des femmes grosses, à la
condition toutefois que les dites envies restent inoffensives et qu'elles s'arrêtent, par
exemple, à la craie, à la colle de pâte, etc. ;
allons même, si vous le voulez, jusqu'aux
gants de peau !...

Les vêtements seront chauds, amples et souples, ne comprimant ni le ventre, ni les seins.
Un corset trop serré refoule souvent les in-
testins sur l'utérus et occasionne ainsi des
déplacements de cet organe gestateur.

La constipation, assez habituelle, sera combattue régulièrement par les laxatifs et les lavements. On conseillera un exercice modéré en plein air ; on déconseillera l'équitation et la natation. Bains tièdes réguliers, mais jamais de bains chauds. On fuira comme la peste l'air des théâtres, des soirées, des cuisines, air riche en acide carbonique, qui mène la fibre musculaire utérine à la contraction, et peut causer ainsi l'accouchement avant terme. Pour la même raison, la trépidation des voitures et des chemins de fer et l'abus des plaisirs sexuels doivent être évités avec le plus grand soin...

Insistons sur la nécessité de faire examiner, de bonne heure, la femme grosse, afin que l'intervention soit possible, si le bassin, « cette profonde coupe d'amour » dont parle Michelet, se trouve normalement rétréci, ou, s'il y a grossesse extra-utérine, etc. Plus tard, enfin, l'examen est de nouveau indispensable, afin de modifier en positions favorables les positions défavorables de l'enfant.

Toutes les causes perturbatrices capables de
frapper directement ou indirectement l'embryon, sont capables de faire dévier ce dernier de son type normal et régulier. Il y a,
en France, environ 3,500 naissances *mons-
trueuses* par an. Les monstruosités par défaut
(bec-de-lièvre, pied-bot, etc.), proviennent
d'un retard survenu dans l'évolution, régulièrement commencée, de l'œuf humain. L'absence
plus ou moins complète du cerveau ou de la
moelle est causée par une accumulation
aqueuse anormale dans l'intérieur du crâne
ou du rachis, — ainsi que Béclard le père l'a
péremptoirement démontré. Le pied-bot tient
souvent à la faible quantité du liquide amnio-
tique dans la matrice gravide, et à la compression partielle qui en résulte pour les extrémités de l'enfant, gêné ainsi dans ses mouvements.

Les monstres doubles sont dus à la présence extraordinaire de deux vésicules germi-
natives. Ainsi qu'il ressort des curieuses
expériences de Geoffroy Saint-Hilaire et de
Dareste, sur les œufs des poules, il est plus

que probable que les secousses et les coups, les compressions et ébranlements divers de l'œuf humain entraînent, chez l'embryon, de nombreuses monstruosités.

Jules Guérin attribue certaines difformités à la contracture des muscles du fœtus; les nœuds du cordon peuvent également nuire au développement de ce dernier, ou encore amputer spontanément des membres, par suite d'une ligature constrictive.

Quant aux hommes-chiens, hommes-cornus, hommes à écailles, quant aux êtres édentés ou sexdigitaires, etc., on n'explique, à la vérité, que très imparfaitement la genèse de leurs monstruosités. Tout ce que nous savons, c'est que les lois de l'hérédité jouent un très grand rôle dans la reproduction de ces anomalies et de ces difformités diverses.

On sait aussi que les femmes pauvres, obligées, durant leur grossesse, à la continuation de leurs pénibles labeurs, et les filles-mères, qui sont fréquemment contraintes de dissimuler leur état intéressant, donnent, plus fréquemment que les autres catégories féminines, le jour à des monstres. Il est facile de comprendre que le monstre n'est une erreur de la nature, qu'autant que la nature a été anormalement poussée à la déviation du type humain spécifique.

Mais les agents perturbateurs du développement fœtal ne résident pas uniquement dans la mère. Le père y a aussi sa part ; certains auteurs prétendent même que cette part serait prépondérante. Tel est l'avis du D\u1d63 La Torre (de Rome) : appuyé sur une centaine d'observations recueillies avec le plus grand soin, notre collègue conclut finalement ses recherches par la considération suivante : « De toutes les prétendues conditions, admises jusqu'à ce jour comme aptes à favoriser ou à entraver le développement du fœtus, il n'en est pas une qui résiste et conserve une influence sérieuse, en comparaison d'une maladie constitutionnelle du père. » C'est, en somme, l'axiome antique « *talis pater, talis filius* » ou celui qu'exprime Boinet : « *Pater est quem morbi filiorum démonstrant.* » En d'autres termes, pour avoir des enfants forts et sains, il faut

que le père soit fort et bien portant : la mère
peut être petite et faible...

Dans le champ de la pathologie comme
dans celui de la physiologie, l'hérédité est la
règle, *la cause des causes* (Trélat), mais l'influence du père semble s'exercer davantage sur
la conformation extérieure que sur la conformation intérieure, et la mère doit, par conséquent, exercer essentiellement son influence
sur le caractère moral et sur la structure des
organes internes.

Les garçons sont, ordinairement, plus pe-
sants et plus volumineux que les filles ; mais
le sexe de l'enfant, — et c'est là le point
capital, — n'exerce aucune influence sur le
volume de la tête. La longueur du corps et
les diamètres du fœtus sont, comme l'ont
prouvé Budin et Ribemont, en raison directe
du poids de l'enfant. L'immense majorité des
filles petites semblent descendre d'hommes
malades. Ce qui revient à dire que c'est la
santé du père qui influe sur le poids fœtal.
C'était l'opinion de Girou, jugeant que le
germe femelle était *le plus faible,* et que l'o-

vule, entouré et pénétré par des spermatozoaires plus nombreux et plus vigoureux, devient un œuf mâle. C'est également l'avis de
M. Pajot, qui affirme, (avec son expérience si
étendue et malgré un scepticisme proverbial),
que les pères faibles ont plus de filles et les
pères solides plus de garçons. Dans l'état de
santé du père, ce sont bien sa taille, la largeur
de ses épaules, le volume de sa tête, qui exercent, sur le développement fœtal, le maximum
d'influence. Dans l'état de maladie locale ou
général du père, cet accroissement s'arrête à
un degré considérablement inférieur : cet arrêt
porte principalement sur le poids du fœtus,
toujours subordonné à la santé du père. Et
voilà pourquoi... les fœtus mâles pèsent plus
que ceux du beau sexe.

⁂

Elucidons maintenant, par quelques remar-
ques pratiques, les obscurités de l'art de la
procréation. Comment avoir des enfants ?
Peut-on, à volonté, créer des garçons et des
filles ?

L'époque désirable du mariage, au point de vue de l'hygiène, est entre trente et trente-cinq ans pour l'homme, entre vingt et vingt-quatre pour la femme. Non seulement le mariage précoce est pour les époux ce qu'on l'a défini, « une inoculation de vieillesse » : il diminue singulièrement la fécondité de la mère et la vitalité de l'enfant. Les grossesses tardives sont également nuisibles à ce double point de vue, mais beaucoup moins, à coup sûr, que les grossesses prématurées...

Puisque le *maximum* des naissances est en février et en mars, nous en inférons que c'est en mai et en juin qu'a lieu le *maximum* des conceptions : c'est donc que le printemps les favorise évidemment, en dépit du refrain populaire :

Pour l'amour, il n'est pas de saison.

Il existe aussi un jour éminemment favorable à l'imprégnation efficace de l'ovule : c'est, comme le dit Ambroise Paré, lorsque la femme « cesse à jeter ses fleurs », ou, si vous aimez mieux, l'époque ou la Dame au Camélias remplaçait *celles* de son corsage par un bouquet moins rubicond. On comprend très bien que cette période, qui suit la ponte ovulaire, soit la plus favorable au conflit de l'élément fécondateur mâle. Thury et Cornaz ont de plus, démontré que la fécondation réalise, à cette époque, presque constamment, des enfants mâles.

Il est fâcheux qu'il n'existe point de moyen scientifique pour procréer à volonté, avec certitude, des garçons ou des filles. La condition de l'humanité et l'état de la richesse publique pourraient subir, de ce fait, d'importantes modifications, — parallèlement à la réalisation des vœux de certaines familles et des *desiderata* de divers peuples... Il est évident que ce n'est pas le hasard seul qui préside à la détermination du sexe des enfants : mais la loi biologique qui détermine ce sexe est encore, pour nous, mystérieuse. Toutefois, il semble établi que, lorsque l'homme est de dix ans plus âgé que la femme, et que celle-ci se trouve à l'âge de la plus haute activité reproductrice, il naît plus de garçons que de filles : tous nos lecteurs ont pu remarquer que les jeunes époux, donnent, très ordinairement, des enfants mâles, surtout dans les premiers ans du mariage[1].

On a observé aussi que l'aisance des conjoints diminuait le nombre des naissances masculines, et que celles-ci sont plus fréquentes à la campagne que dans les villes. L'illégitimité diminue le nombre des garçons; et l'on observe que les premiers nés hors mariage sont généralement des filles. Enfin, plus l'intervalle entre deux naissances est grand, et plus on a de chances de procréer un garçon : ce sont là des faits d'observation.

D'après Dechaux (de Montluçon), sur dix-huit millions de femmes françaises, il y en aurait quatre millions, au plus, capables de devenir fécondes[2]. Mais il est assez difficile de dire *à priori* pourquoi et de faire le diagnostic an-

---

[1] « Le mâle et la femelle transmettent d'autant plus certainement leur sexe que le mâle est plus mâle et la femelle plus femelle. » (Prosper Lucas.)

[2] Les deux ovaires d'une femme féconde contiennent assez d'ovules pour engendrer autant d'habitants qu'il y en a dans les villes de Marseille, Lyon, Bordeaux et Rouen. (Sappey.)

9

térieurement au mariage. Un gynécologiste d'outre-Atlantique disait, dans l'un de ses cours, qu'il avait remarqué, chez les femmes stériles, que les poils du mont de Vénus étaient toujours droits. Quelle ne fut point sa surprise lorsqu'un étudiant lui demanda si, en frisant les poils en question, on ne pourrait guérir la stérilité[1]!

Pour l'homme, le microscope tranche la difficulté. Eh bien! Pajot a constaté que 25 p. 100 environ du sexe fort manquent de spermatozoïdes (par suite d'*orchites* ou d'autre cause) : mais le malin professeur ne le dit jamais aux intéressés, parce que, pense-t-il, la femme peut toujours avoir une grossesse « collatérale ».

On a publié, depuis Hippocrate, des milliers de recettes pour la procréation des enfants à volonté. Elles ressemblent toutes, pour l'efficacité, à celle-ci, qui est d'Albert le Grand, et

---

[1] L'obésité semble, pour la femme, comme pour les femelles d'animaux, une condition prédisposant à la stérilité. On sait que Virgile (*Géorg. III,* 139) conseillait déjà aux fermiers de son temps de faire maigrir leurs vaches pour les rendre plus fécondes.

que nous donnons en manière d'exemple :
« Pour avoir un garçon, buvez, dans du vin,
la matrice et les entrailles d'un lièvre femelle ;
pour avoir une fille, le foie et les *suites* d'un
jeune porc... etc. » C'est par l'étude comparée des animaux qu'on a pu commencer à
sortir de ces formules empiriques et ineptes [1].

Tous les éleveurs ont ainsi démontré que
la vigueur sexuelle engendre des mâles ; et
que, très jeunes ou très vieux, les procréateurs
donnent plus de femelles que de mâles. San-
son a prouvé que pour obtenir des mules, il
faut accoupler à des juments de vieux mulets
bien caducs. Terry a observé que le sexe du
produit était ordinairement l'opposé de celui
des deux producteurs qui, au moment du rap-
prochement, paraissait le plus robuste au point
de vue de l'appétence sexuelle. Kisch a vu
que, lorsque les conjoints sont d'égale vigueur, la reproduction femelle est plus active.

---

[1] L'alimentation a, toutefois, une influence indéniable sur la
génération. Tremblay a constaté que les polypes ne se repro-
duisent que lorsqu'on leur donne à manger. On sait aussi que
le sexe de certaines larves (abeilles, fourmis) varie avec l'alimentation qui leur est donnée.

On a, d'ailleurs, fait sur l'espèce humaine des observations et même des expériences concluantes. Nous ne voulons citer ici que celles qui offrent certaines garanties par suite de la valeur scientifique de leurs auteurs ou de la multiplicité des statistiques dressées. Le docteur Cook affirme que les garçons sont conçus toujours le soir avant minuit et les filles le matin : il a pu, de la sorte, conseiller avec succès plusieurs ménages désireux d'interrompre une série, mâle ou femelle, de progéniture.

L'Arabe Rhazès, et après lui, Millot, accoucheur des princesses de France, ont dit que la femme fécondée sur le côté droit donne des garçons, et *vice versâ*... Le docteur affirme que, le sexe d'un premier enfant étant connu, ainsi que l'époque de sa conception à un mois déterminé, tous les enfants conçus les 10, 12, 14, 16, etc... mois après, c'est-à-dire durant les mois pairs, seront du même sexe, et inversement ceux conçus pendant les mois impairs seront d'un sexe différent. Enfin, le Talmud dit expressément que, pour avoir des garçons, il faut que la femme désire son mari, et pour avoir des filles que l'homme *aime* sa femme pour ainsi·dire par surprise. Nous aurions passé sous silence le procédé talmudique, s'il n'avait régulièrement réussi au roi Louis-Philippe qui en fit part, un jour, à Meyerbeer — au dire de notre confrère Alexandre Weil...

Pour parler franc, nous croyons que tous ces conseils ont du bon, s'ils tendent à la reproduction des Français. Mais, quoique l'on fasse, les deux sexes seront toujours dans des proportions analogues. L'essentiel, d'ailleurs, c'est de faire de beaux enfants. Pour cela, l'époux doit, avant toute chose, être continent. Souvenez-vous de la réponse que fit Guénaud, à Louis XIV, lorsque le Roi-soleil lui demanda pourquoi les enfants de la reine naissaient tous peu viables : « Sire, Votre Majesté n'apporte à madame la Reine que ses rinçures [1]. »

C'est que l'enfant est, à l'état physique,

---

[1] Le bonheur n'est que dans l'inconstance : si la figure de toutes les femmes était jetée au même moule, ce moule serait le tombeau de l'Amour. (Bichat.)

moral et intellectuel, ce qu'a démontré Prosper Lucas, c'est-à-dire la photographie vivante de ses auteurs, prise au moment de la conception. Diderot pressentait cette loi de l'hérédité lorsqu'il écrivait, il y a plus de cent ans, dans l'*Encyclopédie* : « Je veux que le père et la mère soient sains, qu'ils soient contents, qu'ils aient de la sérénité, et que le moment où ils se disposent à donner l'existence à un enfant, soit celui où ils se sentent le plus satisfaits de la leur. » Hélas ! aujourd'hui, pauvre Diderot, qui donc est satisfait de son existence ? et comment veux-tu que la race qui t'a produit s'accroisse et se perfectionne, alors que le mariage n'est plus qu'un croisement d'intérêt, et l'enfant un produit échappé par miracle à la fraude intersexuelle !

Le *moral restraint* de Malthus, ou crainte d'avoir des enfants (que cette crainte ait nom *égoïsme* ou bien *prévoyance*), est un sentiment des plus dangereux au point de vue de l'hygiène. En effet, la restriction volontaire est une cause d'énervement et de lassitude, principalement pour la femme. A la suite des rapports conjugaux, l'utérus a, pour ainsi dire, soif d'apaisement : et l'émission séminale est comme la rosée bienfaisante qui rafraîchit les ardeurs de cet animal furibond dont parle Aristote. Mais la fonction sexuelle, qui s'apaise par le parfait accomplissement de son mécanisme normal, s'irrite, au contraire, et s'exaspère par la fraude conjugale : cette dernière laisse l'utérus excité et le système nerveux perturbé de fond en comble. Ce n'est pas impunément, comme le remarquait déjà le vieux Diónis, que l'on cherche à détruire l'ordre de la nature !

Le but du coït est de darder sur le col utérin le sperme éjaculé par le pénis en érection : *virilia ad dandum, muliebria ad recipiendum.* Il faut donc, pour le coït fécondant, un méat urinaire et un orifice du col placés en présence directe. C'est pourquoi les anomalies anatomiques masculines connues sous les noms d'*épispadias* ou d'*hypospadias* (et dans lesquelles l'orifice de l'urèthre est au-dessus ou au-dessous du point où s'ouvre le méat régulier), sont des causes de stérilité, connues des anciens et nécessitant des opérations. Il en est de même des fausses routes vaginales, de la *rétroversion* (renversement en arrière) du col de l'utérus et de l'*antéversion* (renversement en avant). Les rapports du gland et du col pendant la copulation ont fait affirmer à quelques auteurs que le coït *more canum*, ou raisonné *a posteriori*, est le plus normal au point de vue de la fécondation [1] : d'autres pensent qu'il faut, pour ce louable but, que la femme soit plutôt assise sur le mari, la femme conservant cette position le plus longtemps possible après l'acte sexuel.

Il est certain que le changement de posture, pendant le coït, guérit souvent la stérilité. Ce n'est pas d'aujourd'hui qu'on a observé ce fait. Henri II, au rapport de Dionis, fut, plu-

---

[1] Cette opinion, que l'on rapporte ordinairement à Becquerel, est ancienne comme le monde. Elle passait déjà comme monnaie courante au temps de Lucrèce :

« .... More ferarum
« Quadripedumque magis ritu, plerumque putantur
« Concipere uxores, etc... »

(*De nat. rerum*, lib. IV.)

sieurs années, marié avec Catherine de Médicis sans avoir d'enfants. Le roi consulta Fernel, son premier médecin, qui, après avoir examiné d'où venait le défaut, lui enseigna la posture dont il se devait servir en caressant la reine, « qui en eut sept tout de suyte ».

Voici les deux moyens bizarres, mais pratiques, conseillés par Pajot, pour arriver au redressement de l'utérus *antéverti* ou *rétroverti.* Dans le cas d'antéversion, on conseille à la femme de ne point uriner pendant cinq à six heures avant le coït. Dans le cas de rétroversion, on provoque, à l'aide de l'extrait d'opium, administré à doses fractionnées, une constipation artificielle : le rectum, dans ce cas, la vessie, dans le premier, remplissent l'office de tampons ou de pessaires redresseurs.

Enfin, quand la fécondation naturelle n'est pas possible, il est rationnel de recourir à la fécondation artificielle. Car le mariage est fait pour la reproduction et non pour son simulacre. La fécondation artificielle a pour but d'assurer le conflit du spermatozoïde et de l'ovule : neuf fois sur dix, c'est la femme qui empêche la pénétration de la liqueur fécondante. Outre les déviations utérines, elle peut, en effet, présenter : l'étroitesse du col, la contracture de l'orifice, les bouchons muqueux résistants qui obstruent ce qu'on nomme le canal cervical et empêchent ainsi l'ovule de recevoir le baptême séminal.

La fécondation artificielle est une opération délicate, nécessitant la présence d'un tiers dans l'alcôve, et par conséquent, un manuel opératoire des plus scabreux. Mais son objectif est, heureusement, beaucoup plus louable. Il existe en France (Dechaux) deux millions de femmes stériles, chez lesquelles la stérilité disparaîtrait probablement par une direction favorable imprimée aux actes sexuels. Le mariage stérile est antisocial. L'enfant constitue seul le foyer conjugal, et c'est par sa présence que l'association maritale se vivifie et s'éternise. Le manuel opératoire qui sauvegarde le mieux la dignité des époux est celui qu'il faut préférer. Dans la méthode de Pajot, par exemple, les époux jouissent pleinement de leurs droits respectifs ; le médecin recueille la semence du mari dans les culs-de-sacs, aussitôt après le coït, sans que celle-ci ait subi le contact de l'air ou une déperdition de chaleur.

Voici, maintenant, d'après Mantegazza, l'exposé des cas où la fécondation artificielle paraît surtout indiquée :

1° Dans le cas d'hypospadias;

2° Lorsque la verge est extrêmement courte;

3° Chaque fois que le sperme s'écoule goutte à goutte, et n'est pas projeté normalement;

4° Dans tous les cas où il existe une déviation de l'utérus ou un rétrécissement du col tel que la fécondation soit impossible;

5° Même lorsque le col utérin a été dilaté artificiellement et n'a pas donné le résultat attendu;

6° Dans tous les cas, enfin, où la cause de la stérilité est restée inconnue.

Il serait bien facile de critiquer cette étrange méthode, appelée à rester, longtemps encore, plus théorique que pratique, dans la majorité des cas où son application pourrait rendre le service attendu. Il y aura toujours une barrière à franchir : c'est la répugnance que presque tous les époux éprouvent d'avoir un rejeton autrement que par l'œuvre de la Nature.

><

Mais il peut arriver aussi qu'un ménage, après avoir conçu trois ou quatre enfants, désire — ce qui est bien naturel — limiter sa progéniture. Dans ce cas, il faudra suivre, à la lettre, la formule de Pajot : « manger le poisson sans la sauce, et jamais de *contre-marque*. » Il est bien certain que, chez la femme déjà mûre, la fraude intersexuelle n'a point les mêmes conséquences fâcheuses que chez une jeune femme à utérus glouton et avide de procréer.

Supposons, maintenant, que la fécondation a été faite : comment conduirons nous hygiéniquement la femme jusqu'à la délivrance normale ?

Il n'y a pas, a-t-on pu dire avec raison, une seule circonstance de la vie sociale, que l'on n'ait pu rendre responsable de l'avortement[1].

---

[1] Il y a des femmes qui se jettent à la Seine et qui, repé-

Cependant l'hérédité, la syphilis du père ou de la mère, une existence trop oisive, ou, au contraire, remplie de travaux trop pénibles ; les efforts violents, les chutes, les secousses répétées du vomissement (il importe de soigner rationnellement, et dès le début, les vomissements des femmes grosses) ; les fièvres graves, les brusques vicissitudes atmosphériques ou météoriques, les bains très chauds (même les bains de pieds) ; enfin, tous les excitants physiques et moraux, la terreur, la jalousie, l'usage abusif des plaisirs de l'amour ; un vêtement trop serré, etc., etc., telles sont les causes le plus souvent invoquées par les spécialistes pour expliquer la fausse-couche. Les auteurs ne soufflent mot des manœuvres coupables, aussi souvent pratiquées (même dans l'état de mariage), qu'elles sont rarement confessées aux médecins.

Pendant la grossesse, la femme devra prendre de grands bains tièdes (à partir du 4e mois

---

chées, n'avortent pas. Il en est d'autres que l'odeur d'une bougie mal éteinte fait avorter : affaire de sensibilité. (Pajot.)

très fréquemment), continuer les plus grands soins de propreté, porter un corset très large et une ceinture ventrale, avec sous-cuisses, dont le meilleur modèle est celui de Rainal frères. Des lavements réguliers empêcheront la constipation. La femme enceinte devra également prendre certaines précautions au point de vue des contusions des membres inférieurs, qui peuvent être très graves à cause des varices. L'impression du froid, un choc sur l'abdomen, sont capables de déterminer des mouvements fœtaux, qui changent la position du produit dans l'utérus. Les exercices violents agissent dans le même sens, ainsi que les rapports sexuels. Ecoutez, à ce sujet, l'opinion de Laurent Joubert, qui cherchait à éclairer la morale des hommes par celle des loups : « Bestes n'endurent jamais, sus leurs ventrées, le masle masculant : femme en tout temps est preste de bien faire, voire fust-elle grosse jusqu'à la gorge. » Enfin, une dernière recommandation d'hygiène préventive qui a une très grande importance. Il faut faire analyser plusieurs fois les urines de la femme enceinte ; si elles ren-

ferment de l'albumine, on prescrira immédia-
tement la diète lactée, le remède par excellence
de cette redoutable prédisposition à l'*éclampsie*,
qu'annonce la présence de l'albumine.

>-<

Nous arrivons à l'*accouchement*, terme normal
de cette navigation orageuse de neuf mois dont
parle Mauriceau. Le fœtus va être expulsé de
de l'utérus, le fœtus, dont un vieil anato-
miste, Riolan, nous a laissé la définition aussi
juste que peu enchanteresse, que nous tenons
à reproduire dans sa langue naïve :

« Bouillon de semence, ramassé et lasché
par une boutade de lubricité dans la matrice,
qui ne peut estre qu'une très sale partie pour
avoir deux puants vaisseaux auprès de soy ;
celui de l'urine et celui des excréments du
ventre. Jugez, par là, de l'importance de nostre
premier logement, un sale cachot où nous
sommes contraints, pendant neuf mois à nous
vautrer comme pourceaux entre le pissat et ce
qu'il y a de plus sale dans un corps. »
Au moment de la parturition, l'hygiéniste

s'éclipse un instant pour laisser place à son
confrère l'accoucheur. Toutefois, il ne part
pas sans laisser après lui quelques conseils.
Il s'agit de prévenir les ruptures du périnée,
la brutale détérioration de ce temple vulvaire,
où l'homme doit encore officier ; de cette salle
de bal testiculaire (Velpeau) qui doit rester
bien nette, avant comme après la délivrance !
La douleur, précieux levain de l'affection maritale, agit d'une manière prophylactique, il
est vrai, contre les déchirures, — par ses
avertissements prémonitoires. Mais il faut que
la parturiente garde toujours une position
horizontale, le siège étant très élevé sur des
oreillers, les cuisses demi-fléchies : elle demeu-
rera la bouche ouverte et ne devra pas s'arc-
bouter au moment des douleurs. La sage-femme
ou le médecin, de leur côté, auront toujours
présent au souvenir ce mot de Pajot : « Sou-
tenez les périnées, ils vous en seront recon-
naissants ! » Car les ruptures ne s'observent
guère qu'en l'absence de ces précautions indispensables, à la suite d'abus du forceps, et
aussi (il faut bien le dire), dans quelques déli-

vrances exceptionnellement rapides, où l'on
n'a matériellement pas le temps de prendre
aucune précaution [1]. Dans tous les cas d'étroitesse de la vulve, l'accoucheur devra modérer
la progression de la tête fœtale et s'opposer à
ce que la vulve soit brusquement dilatée. Il
existe plusieurs méthodes pour garantir le
périnée et sauver l'intégrité vulvaire. La meilleure est celle de Tarnier.

✵ ❦

L'art des accouchements a fait, d'ailleurs,
de réels progrès depuis une dizaine d'années.
Grâce à la régulière application des pansements et des lavages désinfectants, le médecin
a pu rendre rarissimes ces terribles épidémies
de fièvres puerpérales qui décimaient naguère
les Maternités et entraînaient, par milliers, la
mort des pauvres parturientes. La substitution
aux anciens *pansements sales*, de la méthode

---

[1] On dirait que certains périnées sont comparables, pour la
fragilité, à la fameuse toile d'araignée dont parle, quelque part,
Chailly-Honoré. Divers anthropologistes prétendent enfin que
c'est parce que la tête du fœtus a grossi, que son extraction
est aujourd'hui devenue plus pénible qu'autrefois.

antiseptique, justement définie « la propreté
élevée à sa plus haute puissance », a fait disparaître ces terribles complications, inflamma-
toires et infectieuses, des plaies, qui empoi-
sonnaient jadis la chirurgie hospitalière et
même la pratique urbaine la plus distinguée.

La femme qui vient d'accoucher est une
blessée, dont la plaie est susceptible, comme
toutes les plaies, de s'envenimer au contact des
germes de l'air, et de se compliquer de puru-
lence, de putridité, d'érysipèle, etc. On décri-
vait autrefois, sous le nom de fièvre puerpérale, l'inflammation des organes du bassin
chez la parturiente, inflammation qui se com-
plique ordinairement d'hémorragies, de sup-
puration et de gangrène, et dont les symptômes
généraux, typhoïdes ou adynamiques, variables,
se rapprochent singulièrement de ceux des in-
fections purulente et putride : frissons, fièvre
violente, prostration, délire, vomissements, etc.

Ces formidables complications de l'accouchement ont donc disparu de nos cliniques et
de nos maternités, depuis que l'on y a recours
aux lavages antiseptiques. Malheureusement

les sages-femmes, fidèles pour la plupart aux vieux errements de la routine, s'empressèrent de ne point appliquer, dans certains cas, les préceptes de la médecine préventive, sous prétexte que la législation leur interdit de prescrire ou de se faire délivrer par les pharmaciens les drogues, généralement toxiques, usitées dans ce but. Il est vrai que la loi de ventôse interdit également à ces matrones l'exercice de la médecine et, pourtant, elles ne s'en privent guère !

Les injections douces, avec l'eau bouillie simple, suffisent ordinairement dans la pratique civile, à la condition d'être suffisamment renouvelées ; au contraire, les injections antiseptiques sont toutes plus ou moins toxiques, surtout lorsque les solutions de continuité et les délabrements sont considérables à la suite de la parturition.

Quoi qu'il en soit, le ministre de l'intérieur a demandé dernièrement à l'Académie de médecine s'il ne conviendrait pas d'autoriser les pharmaciens à vendre les substances antiseptiques sur la prescription des sages-femmes munies d'un diplôme. Par l'organe du Dr Budin, la savante compagnie vient de rendre public le résultat de ses délibérations. Elle reconnaît non seulement que la pratique actuelle des sages-femmes n'est point conforme aux progrès des doctrines médicales, mais encore qu'elles propagent assez souvent la contagion dans leur clientèle, par le moyen des instruments, canules, bassins, et même vêtements malpropres.

Pour plus de simplicité et pour éviter les erreurs, la commission académique, après avoir reconnu l'indispensable nécessité de placer les antiseptiques entre les mains des sages-femmes, propose d'autoriser les pharmaciens à leur délivrer des paquets composés de 25 centigrammes de sublimé, 1 gramme d'acide tartrique et un milligramme de carmin d'indigo (pour colorer). Chaque paquet portera une étiquette rouge avec ces mots : « *Sublimé pour un litre d'eau*, POISON. » Pour enduire également les mains et les instruments, les pharmaciens seront également autorisés à vendre aux sages-femmes 30 grammes de vaseline au sublimé (au trois millième).

Ces conclusions ont été votées, malgré l'opposition de M. Charpentier, qui demandait que le choix de l'antiseptique fût laissé à la libre disposition des sages-femmes; et malgré les protestations de M. Guéniot, qui, après avoir reconnu comme le roi des antiseptiques le bichlorure de mercure, estime que cet agent demande une grande prudence pour être manié: « Placer le sublimé entre les mains de toutes les sages-femmes, cela équivaut, dit-il, à remettre un instrument tranchant entre les mains d'un enfant. »

Dans les hôpitaux mêmes, on relate, de temps à autre, des accidents. Il est vrai qu'ils ne sont pas achetés trop cher, puisque aujourd'hui, grâce à la propreté antiseptique, la fièvre puerpérale se trouve reléguée parmi les épidémies éteintes !

Il est certain, toutefois, que les conclusions académiques ne sont point exemptes de tout danger. Mais elles étaient encore la meilleure réponse à faire à la demande ministérielle. A l'étranger, on a, depuis longtemps déjà, pris des mesures analogues pour empêcher la pro-

pagation de l'infection par la fièvre puerpérale.
Dans divers pays d'Allemagne, les sages-
femmes sont placées sous le sévère contrôle
d'un médecin régional, qui leur délivre des
préparations phéniquées. En Belgique, le sublimé a été adopté, — du moins dans la pro-
vince de Liège. En Italie et en Angleterre, on
s'est également préoccupé de répandre partout
ces utiles pratiques de prophylaxie. L'acide
phénique, d'une odeur peu agréable, possède
certaines propriétés irritantes, et même toxiques, lorsqu'il est employé tant soit peu con-
centré. De plus il ne met point aussi bien que
le sublimé, les femmes à l'abri de toutes les
suites de couches. C'est, en somme, ce qu'il
importe d'obtenir, même au prix de quelques
dangers d'imprudence : *E duobus malis, elige
minimum.*

Et puis, lorsque l'antisepsie aura enseigné
l'importance de la plus exquise propreté dans
l'exercice de la médecine et de la chirurgie,
l'usage d'un agent chimique deviendra très
accessoire. Nous aurons alors rompu définiti-
vement avec ce long et triste passé de germes

morbides qui pèse sur l'humanité souffrante. Le verrons nous luire, ce jour béni qu'a prévu Rochard, écrivant que l'ère des grandes épidémies va finir comme celle des grandes guerres ?

⁂

Mais revenons à l'accouchée, et indiquons rapidement les précautions hygiéniques qu'il nous reste à prescrire encore à son endroit.

La femme accouchée devra être placée dans un air pur, souvent renouvelé : on ne laissera séjourner dans sa chambre aucun linge souillé. Dès le lendemain, on lui prescrira, comme alimentation, des potages, des œufs frais, du jus de viande, pour revenir bientôt, graduellement, à l'alimentation normale. La femme attendra quelques heures, avant de présenter le sein à son enfant ; mais elle n'attendra pas trop, parce que la première succion est nécessaire à la mère, pour faire tomber sa fièvre de lait, et à l'enfant, pour purger son intestin du *méconium* qui l'encombre. Il faudra éviter de causer et de manger dans la chambre de l'accouchée : pendant neuf jours, toute visite sera rigoureusement interdite.

La parturiente sera transportée, d'un lit à l'autre, dans la position horizontale : en aucun cas, on ne la laissera marcher. Ce n'est qu'après le douzième jour, au moins, qu'on lui permettra de s'asseoir une heure ou deux : elle ne sortira que du vingt-cinquième au trentième jour. De cette manière, la matrice subira une *involution* normale ; avec quelques injections astringentes chaudes, la femme se trouvera prémunie contre ces *prolapsus* (chutes de la matrice) qui en font, pour toujours, une estropiée et une invalide. L'organe de la grossesse reviendra, graduellement, à sa place et à son volume habituels. Si les déplacements utérins sont si fréquents chez nos robustes campagnardes, cela tient surtout à ce qu'elles se relèvent trop tôt, pour se livrer aux durs travaux champêtres.

La pratique du bandage de corps compressif, appliqué après la délivrance, assurerait à la femme une certaine immunité contre les vergettures, surtout contre le *ventre pendant*. D'après Baelz, les femmes japonaises supportent, pour cette raison, grossesses et accouchements répétés, sans que la fermeté de leurs parois abdominales en pâtisse. Il existe, d'ailleurs, pour la grossesse et les suites de couches, des ceintures orthopédiques parfaitement efficaces au point de vue de l'hygiène : nous les conseillons préférablement aux bandages, assez imparfaits, que l'on peut confectionner soi-même[1].

[1] Les meilleurs modèles sont assurément ceux des orthopédistes Rainal frères. (Voir leur *Catalogue*.)

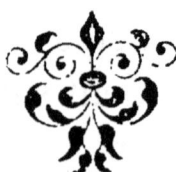

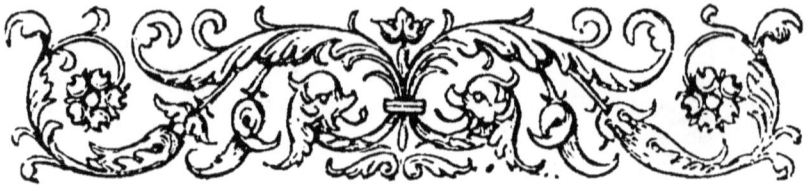

CHAPITRE VIII

HYGIÈNE MAMMAIRE

ES mamelles sont (pour la femelle du vertébré mammifère bimane qu'on nomme l'*homo sapiens*), non pas seulement un ornement sans lequel la femme ne serait qu'un garçon manqué (J.-J. Rousseau), et ne saurait être vraiment belle ; elles sont surtout les indispensables instruments de la meilleure nourriture infantile. Les seins volumineux, toutefois, ne sont pas les meilleurs, à ce dernier point de vue : d'ailleurs, l'hypertrophie mammaire, chez la femme, coïncide ordinairement avec la stérilité. Une bonne nourrice possède des seins en forme de poire, veinés à la surface, terminés par des mamelons saillants, ni trop gros ni trop petits, ni trop courts, et percés d'une infinité de petits trous.

Le corset doit soutenir les seins, mais sans jamais les comprimer. Ces organes très sensibles ont besoin d'être soigneusement protégés contre les contusions et le contact de l'air froid, surtout pendant la nuit. On prendra bien garde, non seulement aux chocs et aux refroidissements, mais encore aux piqûres résultant d'aiguilles ou d'épingles enfoncées.

Une anecdote, pour prouver les dangers de ces petits corps étrangers, qui cheminent et se perdent si aisément dans la glande mammaire : Un jour, l'une de nos meilleures actrices de la Comédie-Française était sur le point de subir l'ablation du sein droit, reconnu cancéreux par plusieurs célébrités de la chirurgie. Avant de se faire opérer, elle eut la bonne inspiration d'aller trouver le Dr Ricord. Celui-ci trouva simplement, aux lieu et place d'un cancer, une indiscrète aiguille, qui avait causé tous les ravages : il la retira, non sans recommander à la belle B... de ne plus prendre, à l'avenir, sa mamelle pour une pelote.....

La compression par un corset mal fait, les contusions et chocs (surtout au moment des époques), entraînent parfois l'atrophie mammaire. C'est pour cette raison aussi que les nourrices de profession, habituellement livrées à des travaux manuels, ont le sein gauche plus développé que le droit. C'est pour cela également, que les nourrices devront toujours porter alternativement, sur chacun des avant-bras, l'enfant qui leur est confié. C'est surtout, du reste, chez les femmes qui allaitent, que l'on voit les contusions mammaires déterminer ces graves abcès, ces névralgies douloureuses, qui effraient davantage encore les malades en leur donnant la sensation imaginaire d'une tumeur (tumeurs-fantômes du sein).

Les engorgements et congestions mammaires, chez les nourrices, tiennent souvent à ce que le nourrisson tette de façon inégale les deux mamelons.

Aussi, les femmes qui allaitent doivent-elles toujours observer cet important précepte: Si l'enfant semble affectionner un sein plutôt que l'autre, il faut toujours lui présenter, d'abord, celui qu'il aime le moins. La faim aura ainsi raison de ses caprices. On frictionnera, en outre, le sein engorgé, avec les doigts enduits de glycérine (deux ou trois fois par jour pendant dix minutes), en exerçant un massage très doux. L'engorgement se dissipera ainsi ordinairement.

Les femmes qui veulent nourrir, doivent, dès la fin de leur grossesse, titiller et modeler leurs mamelons avec le doigt imprégné d'alcoolé de tannin au cinquantième : cette pratique forme les bouts des seins et prévient en même temps les crevasses. Quant aux tractions et succions trop énergiques (avec les lèvres ou le tire-lait) elles peuvent déterminer l'accouchement prématuré : il faut donc les proscrire chez les femmes grosses (Tarnier).

La femme qui allaite doit, chaque fois que l'enfant prend le sein, laver ses mamelons à l'aide d'un linge fin imbibé d'eau tiède, afin d'enlever ainsi le lait aigri, tout en désobstruant les canaux excréteurs de la glande.

Après la tétée, il faut recommencer les

mêmes soins de propreté, et appuyer ensuite
au contact du sein bien essuyé, une fine ba-
tiste pour protéger le mamelon contre le froid,
les poussières et les frottements. S'il survient
des gerçures au sein, il faudra appliquer sur un
carré de baudruche, un mélange de beurre de
cacao et de teinture de benjoin (dans les proportions d'un quart), on recouvrira ce pansement avec un bout de sein bien fait.

Si le lait diminue, la nourrice appliquera
sur ses seins un cataplasme de feuilles de *rici-
nus communis*, bouillies dans deux ou trois
litres d'eau jusqu'à demi-dessiccation. On évitera à la nourrice les émotions et excitations
morales ; on lui conseillera de faire, sur le
sein tari, des succions, du massage modéré,
des électrisations. On lui recommandera im-
périeusement l'exercice, le grand air, la propreté. Parmi les aliments favorables à la production du lait, citons : le lait, les œufs, le
bœuf, le mouton, la volaille ; les potages au
sagou et au salep ; les poissons de mer (mer-
lan et morue préférablement), les huîtres, les
crabes, la soupe au poisson; les lentilles, pa-

nais, navets, pommes de terre, fenouil; le chocolat, le galéga, la tisane de feuilles de ricin; le *stout* ou bière noire anglaise, à la dose d'une bouteille par jour.

✻ ❀ ❀

« Enfanter, ce n'est rien, a dit Balzac, nourrir c'est enfanter à toute heure. » C'est pourquoi l'allaitement maternel est le seul véritablement conforme à la morale, et aussi à l'hygiène, qui n'est qu'une incarnation particulière de la morale.

L'allaitement par la mère est, d'ailleurs, depuis longtemps, et chez tous les peuples, considéré comme le dernier acte de la génération humaine; son délaissement est indiqué, par la brutale statistique, comme une de nos plaies sociales les plus vives. Néanmoins, il est utile, en face de l'indifférence persistante des mères pour cet acte important de la procréation, de revenir sur la question de l'allaitement maternel, surtout en France, où, comme l'a dit avec esprit un de nos maîtres, la mamelle se meurt, la mamelle est morte.

En disant « la mamelle », nous faisons une figure de grammaire qui prend le contenant pour le contenu. Les choses, en effet, se passent, hélas! toujours, au XIXᵉ siècle, comme au siècle d'Auguste, où le philosophe Favorinus reprochait aux femmes de croire que les globes séduisants dont la nature les a parées fussent là pour l'ornement de leur sexe, et non pour la nourriture de leurs petits. Tout, cependant, démontre clairement que le lait maternel est le seul aliment physiologique et vraiment parfait pour le nouveau-né. Ne considérons pas, si vous le voulez, chers lecteurs, les arguments tirés de la morale et de l'ordre naturel : l'orgueil maternel ou tout au moins, le calme moral qu'entraîne avec elle la lactation ; les voluptés inconnues que goûte la nourrice, lors de la montée du lait; la situation des mamelles, placées par la Nature à la hauteur des membres supérieurs, afin, comme le dit Plutarque, que la femme puisse soutenir et embrasser son enfant en même temps qu'elle l'allaite... N'envisageons que les faits scientifiques ayant directement trait à l'intérêt de l'enfant et à celui de la mère.

Ce n'est pas sans raison que la loi de Lycurgue, que le Coran, que la législation germaine interdisaient l'allaitement mercenaire, dans le but de favoriser la conservation de l'espèce. Tous les ans, il meurt en France plus de 160,000 enfants : cette terrible mortalité est largement supérieure au contingent annuel de nos armées permanentes. En dix ans, un million six cent mille enfants sont soustraits, en moyenne, à notre nation : un sixième environ des nouveau-nés n'atteint pas douze mois. Aussi la population française ne s'accroît pas. Pendant que l'accroissement est, pour 10,000 habitants, de 130 en Allemagne, de 145 en Angleterre, il est de 36 en France. La mortalité infantile est de 65 p. 100 en France, et de 12 p. 100 en Norwège! Or, les pays où la population s'accroît le plus et où la mortalité des enfants est la moindre (Suisse, Suède, Norwège, Angleterre, Allemagne), sont précisément, et par ordre, ceux où l'allaitement maternel est le plus usité. Voilà des chiffres !

Il faut, comme on l'a dit, considérer l'enfant qui naît comme un malade, qui a plus de probabilités pour disparaître la première année qu'un enfant de cinq ans, atteint de fièvre typhoïde, n'a de chances de mourir; ou bien (selon une autre formule, empruntée au savant Dʳ Bertillon), savoir que l'enfant qui vient au monde a moins de chances de vivre une semaine qu'un homme de quatre-vingt-dix ans, et moins de chances qu'un octogénaire de vivre un an. Or, en France, malgré l'excellente loi Roussel sur la protection du premier âge, l'allaitement mercenaire donne une mortalité moyenne de 25 p. 100, tandis que l'allaitement maternel donne 15 p. 100 seulement de mortalité. Que serait-ce si la loi Roussel ne surveillait pas l'allaitement mercenaire? Nous en serions encore au temps où Benoiston de Châteauneuf écrivait que le nourrissage maternel diminue des trois cinquièmes la mortalité infantile!

Tous ceux qui tiennent une plume devraient avoir à cœur d'encourager l'allaitement maternel, de soutenir la fille-mère dans ce but, de convaincre et de convertir l'épouse des classes riches. C'est le plus sûr moyen d'exalter la patrie française et d'empêcher des revendications sociales. Car il ne faut pas oublier que la mère qui n'allaite pas son enfant compromet, non seulement ce petit être, mais encore l'enfant arraché à la nourrice mercenaire, c'est-à-dire aux entrailles mêmes de la nation. C'est pourquoi M. Monod, directeur de l'Assistance publique, dans un récent discours (mû par un sentiment bien louable et très démocratique), déclarait qu'il faut se garder d'encourager le sevrage prématuré de l'enfant de la nourrice : « Si c'est aux dépens de la vie de ce dernier, dit-il, que l'on réussit à protéger celle de l'autre enfant, je vois bien ce que la morale y perd, mais je ne vois pas ce qu'y gagne la société. » En d'autres termes, le commerce des nourrices est immoral et anti-social ; ce n'est pas d'aujourd'hui qu'on l'a prouvé.

Que tous les bons Français fassent donc croisade en faveur de l'allaitement maternel !

Un semblable allaitement n'est pas seulement

utile à l'enfant, il l'est aussi à la mère. Le
fonctionnement mammaire est indispensable à
l'équilibre de la santé maternelle : il régularise
la puerpéralité, supprime la fièvre de lait, et
détourne, par un dérivatif naturel, les matériaux de la fièvre et des inflammations qui
atteignent si souvent l'accouchée : « Le sang,
a dit notre vieil Ambroise Paré, le sang
monte aux mamelles et se convertit en laict,
qui n'est que sang blanchi, lequel l'enfant tette
jour et nuict. » *Mater non quæ genuit, sed quæ
lactavit*.

Il existe peu de contre-indications à l'allaitement par la mère. A part les vices de conformation du mamelon et les diathèses graves
(scrofule, tuberculose), un petit nombre d'états
morbides empêchent la femme de nourrir ses
enfants. L'allaitement maternel, complément
moral et physiologique de la gestation, devient
malheureusement impossible, par hérédité,
l'atrophie des glandes mammaires se transmet-
tant comme les vices de la plupart de nos tissus.
L'habitude, héréditaire dans certaines familles,
de confier à des mains étrangères l'enfant,

tarit ainsi la mamelle de la mère, surtout lorsque celle-ci a, par avance, arrêté qu'elle ne serait point nourrice.

Il en est de même pour la fécondité des femmes : elle s'affaiblit dans la race, n'en doutez pas, par la faible natalité française et la restriction volontaire. La vieille question « La stérilité est-elle héréditaire ? » n'est pas, croyons-nous, tout à fait une plaisanterie.

Le grand argument des femmes contre la lactation, est qu'il leur faut renoncer à leurs habitudes mondaines et aux émotions variées de la vie moderne. Mais les émotions de l'allaitement sont bien meilleures pour elles et bien plus douces. Parfois, la femme craint que l'allaitement ne vienne détruire sa jeunesse et sa beauté ; qu'elle lise les mœurs des Géorgiennes, qui allaitent de nombreux enfants et sont pourtant, à quarante ans, bien plus belles et bien plus fraîches que nos Parisiennes ! Dans ces pays primitifs, la femme n'est considérée comme mère et n'a droit à ce titre glorieux que si elle a allaité son enfant jusqu'à ce que la dentition de celui-ci soit achevée.

D'autres fois, la mère dit ne pouvoir nourrir parce qu'elle est nerveuse, anémique, qu'elle souffre de l'estomac, etc. Le Dr Blache cite des femmes de ce genre qu'il a décidées à allaiter, et qui ne se sont jamais si bien portées que pendant leur période de lactation. C'est que précisément les causes de l'anémie, de la dyspepsie et du nervosisme tiennent en grande partie, comme nos lecteurs le savent bien, à la malaria des villes; c'est que le sommeil, le bon appétit, l'absence de fatigues mondaines et d'émotions de mauvais aloi, toutes conditions nécessitées par la pratique de la lactation, ainsi que ce rire des enfants que la nature semble avoir fait, comme l'a dit le poëte, « pour les larmes des mères », sont précisément les indications hygiéniques et morales rêvées par le médecin pour guérir ces états morbides qui empoisonnent l'existence de la femme et raccourcissent bien souvent sa vie.

L'excitation du mamelon a, d'ailleurs, une énorme influence sur la sécrétion lactée. Non seulement la succion de l'enfant est la cause physiologique de la fonction mammaire chez les nourrices, mais encore les fastes de l'art renferment plusieurs exemples de jeunes filles très authentiques qui, ayant fait, par hasard, prendre leurs seins à de jeunes enfants ont pu, bientôt, fournir du lait assez abondamment pour les nourrir. A l'hôpital Necker, en 1879, se trouvait une jeune fille qui fournissait un lait très abondant, sans jamais avoir été enceinte : elle vivait, depuis un an, avec un amant dont le plaisir favori était de lui exciter les mamelons avec la langue. Dans cette affection d'origine psychique, décrite par les Anglais sous le nom de *spurious pregnancy* (grossesse trompeuse), le phénomène de la sécrétion lactée abondante se rencontre assez souvent pour ajouter aux obscurités du diagnostic [1].

D'après Depaul, la montée du lait, chez une femme grosse, est, le plus souvent, le signe que l'enfant est mort : bien plus, cette montée

[1] Voir, pour plus de détails, l'une de nos chroniques de la *Revue de thérapeutique* (année 1881, p. 206).

de lait a lieu, habituellement, au moment même de la mort du produit. Il s'agit là d'un réflexe fort étrange, dont la vulgarisation était utile à indiquer ici.

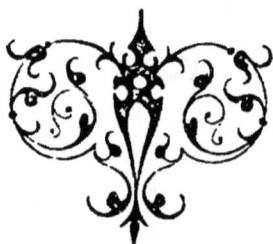

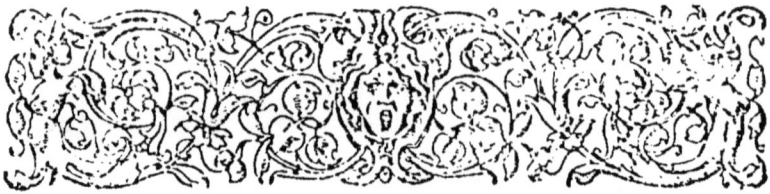

CHAPITRE IX

L'AGE CRITIQUE ET SON HYGIÈNE

L'AGE critique, contrairement aux croyances vulgaires, n'existe pas chez l'homme; il est propre au beau sexe. On le nomme aussi « âge de retour », et, plus scientifiquement « temps de la ménopause », parce que c'est à cette époque que s'arrête la période génitale de la femme : si la fécondation est possible après cette époque, elle est fort rare, aussi rare que, chez l'homme, la possibilité d'être, après soixante-cinq ans, le véritable père de ses enfants. Chez la femme, c'est entre quarante-six et cinquante ans que sonne l'heure du retour, pour nos climats du moins; car, dans les pays

chauds, où la vie génitale s'éveille si précoce,
l'âge critique arrive entre trente et trente-cinq
ans, parfois avec la trentaine.

Cette période de transition est une période
périlleuse et pénible entre toutes dans l'existence du beau sexe, et ce n'est pas à tort qu'on
l'a surnommée l'enfer des femmes. Il n'est
point rare, en effet, de voir s'ouvrir à cette
époque, la boîte de Pandore pathologique, et
les maux les plus divers assaillir une femme
jusqu'alors bien portante. A l'approche de la
ménopause, apparaît la malencontreuse obésité, que l'on dirait être le monopole des
agénésiques : « Pinguia corpora veneri inepta. »
Puis ce sont des souffrances vagues : douleurs
de reins ; sensations de faiblesse ; bouffées de
chaleur à la face et à la poitrine, survenant
volontiers aux moments des repas. Souvent
de la leucorrhée, des hémorroïdes, des digestions très difficiles, des accès d'asthme, des
attaques d'hystérie ; un sentiment de brûlure
ou de démangeaison, généralisé à toute la surface de la peau ; c'est probablement à ces
derniers symptômes que sont dues les habi-

tudes d'ouvrir et portes et fenêtres, de dé-
pouiller tout vêtement, habitudes fréquemment
observées chez la femme à l'âge critique. L'estomac est souvent serré et l'anxiété nerveuse
et respiratoire très vive. Il se produit des pal-
pitations, des saignements de nez, des hémorragies supplémentaires par divers organes,
crachements ou vomissements de sang, etc...
Parfois, au lieu de la somnolence, qui est la
plus fréquente, la femme se plaint au contraire
d'insomnie invincible, qui continue à créer
chez elle un état général de tristesse et d'irritabilité des plus pénibles.

Le cap de la quarantaine se double rarement sans qu'apparaissent des névralgies, du
rhumatisme noueux, des polypes, des maladies de peau, des tumeurs diverses ; parfois,
ce sont les plus graves maladies viscérales :
chacun sait la fréquence du cancer à l'âge de
retour. Il est exceptionnel (mais nous l'avons,
toutefois, constaté) que la santé s'améliore à
cette époque.

La grâce féminine, pendant ce temps, disparaît, peu à peu, et fait place à la force de

volonté ; c'est alors qu'apparaissent fréquemment quelques poils au menton ou à la lèvre supérieure : duvet importun, comme disent euphémiquement certaines réclames de dépilatoires. On dirait que le proverbe :

Du côté de la barbe est la toute-puissance

cherche à se vérifier, puisque (Tilt en fait la remarque topique), c'est à l'âge critique que les femmes tiennent le mieux un salon et se mêlent, avec une habileté parfois réelle, aux intrigues du monde et de la politique. S'il est vrai, comme le disait Michelet, que le caractère de la femme se reconnaisse selon la période du mois, on doit comprendre combien l'arrêt de la plus importante fonction de la vie féminine (tota mulier in utero) peut influer sur les facultés mentales. Les troubles intellectuels sont en effet fréquents à l'âge critique. Esquirol et Pinel ont depuis longtemps insisté, dans leurs études de la folie, sur les dangers de cette transition, « particulièrement, dit Esquirol, pour les femmes qui ont fait du

monde et de la coquetterie l'unique préoccupation de leur vie frivole ».

A l'action perturbatrice de la ménopause
sur les fonctions organiques vient, en effet, se
mélanger la puissante action morale des sou-
venirs et des regrets. C'est ainsi que B. Ball
explique le caractère fantasque et difficile des
belles-mères. Il dit qu'elles méritent certainement leur mauvaise réputation : car de quarante-cinq à cinquante ans, beaucoup de
femmes, sans être positivement aliénées, ont
un caractère insupportable. « C'est au moment
de la ménopause que la femme devient joueuse,
ivrogne ou dévote. » La fureur utérine ou
folie amoureuse n'est pas rare non plus à cette
époque, où, comme le dit Brantôme, les
femmes n'ont plus à craindre l'enflure de
leur traître ventre.

Les troubles intellectuels peuvent parfois se
transformer en une véritable folie, nécessitant
l'isolement et sur laquelle le Dr Guimbail insis-
tait récemment dans une remarquable thèse
inaugurale. Le délire est ordinairement mélan-
colique. Le dégoût de la vie, la manie religieuse

et les hallucinations érotiques en font généralement la base. Aux idées de Dieu et de diable,
se joignent parfois des obsessions diverses,
des idées de grandeur, une tendance excessive
à l'autorité, le délire des persécutions, la
perversion des sentiments affectifs, la folie du
suicide et la folie amoureuse. La manie de
boire ou dipsomanie est également fréquente
à l'âge critique ; et c'est ordinairement chez
les femmes du monde, de quarante à cinquante
ans, que l'on rencontre ces cas étranges d'alcoolisme à l'eau de mélisse, à l'alcool de
menthe, à l'eau de Cologne même, expliquant
en partie la vogue excessive de ces alcools,
d'un degré fort élevé [1].

Que faut-il faire pour enrayer les accidents
de la ménopause ? Il faut conseiller à la femme
une bonne hygiène et lui procurer un air sec
et pur. On lui fera cesser momentanément les
travaux excessifs, les plaisirs et les veilles ; on
lui procurera des distractions douces et un exercice modéré et régulier en plein air ; si la chose

[1] Voir notre ouvrage de *l'Alcoolisme* (Doin, édit.).

est possible, on la changera d'atmosphère et
de milieu. On lui dira d'éviter l'air froid et
l'eau froide ; de fuir la chaleur exagérée des
théâtres et des réunions nombreuses. On pros-
crira sévèrement, chez elle, les corsets trop
serrés et l'usage, particulièrement nuisible,
des chaufferettes. On lui conseillera une grande
propreté de la peau, des bains fréquents, des
frictions excitantes sur tout le corps.

On lui donnera une nourriture simple, et
peu animalisée, et comme boisson, du bordeaux
fortement coupé avec une eau naturelle diges-
tive, ou bien encore de la petite bière. L'afflux
du sang au cœur, aux poumons et au cerveau,
est bien plus à craindre chez les personnes
sédentaires, qui habitent les villes et sont
livrées à la bonne chère, que chez les campagnardes, qui ont une vie active et un régime
frugal. On conseillera enfin des vêtements
chauds : mais il faudra supprimer la mollesse
anti-hygiénique des lits de plume.

Comme médicament, des sangsues à l'anus
ou des ventouses scarifiées à la nuque dimi-
nueront les maux de tête et chasseront les ver-

tiges et la somnolence ; les purgations douces
et salines, les alcalins, la poudre de soufre ;
les sudorifiques (bains de vapeur), l'hydrothérapie prudemment conduite et les divers agents
de la médication calmante (bromures, chloral,
haschich, musc, castoréum, camphre) com-
pléteront enfin l'œuvre de l'hygiène et aide-
ront la nature à sortir de la difficile impasse
de la ménopause.

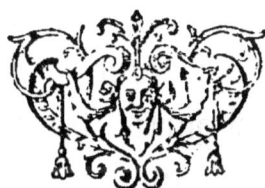

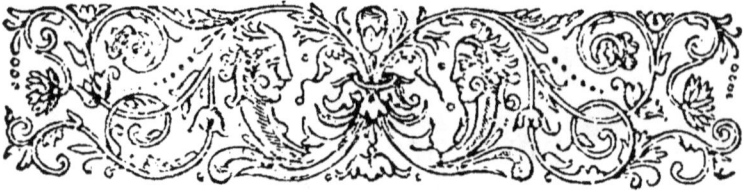

CHAPITRE X

Dans son bel ouvrage sur l'*Evolution de la famille*, le Dr Ch. Letourneau nous montre la moralité sexuelle de notre civilisation, et ce sentiment, si particulièrement délicat, de la pudeur, caractéristique des sociétés contemporaines, procéder, graduellement, du droit de propriété revendiqué sur la femme comme sur un bétail quelconque; de cet instinct grossier, mais énergique, de fureur jalouse inhérent au mari, naît, peu à peu, la loi de fidélité conjugale et la répression de l'adultère selon le Code...

L'homme, vertébré mammifère bimane, est, naturellement, soumis aux fonctions qui dominent tous les êtres vivants. Or, l'exemple des animaux (sans lesquels, comme le disait Buffon, la nature humaine serait absolument incompréhensible) l'exemple des animaux nous prouve que l'amour, la coquetterie, la sélection sexuelle, les duels entre mâles, etc., sont loin d'être des sentiments spéciaux à l'*homo sapiens*. Le mariage et la famille, dans leur acception véritable, existent chez les bêtes; l'instinct de prévoyance, l'amour familial et le souci particulier de la monogamie, sont même inhérents à bien des espèces animales. La promiscuité réelle (qui est une exception dans l'humanité) constitue, chez les vertébrés supérieurs, une rareté véritable. Toutefois, les associations sexuelles primitives nous apparaissent comme passablement grossières et immorales. Mais si le mariage par rapt violent et par capture, par achat et par servitude, et la polygamie primitive des sauvages et des peuples enfants sont, à la vérité, un peu étranges pour nous; considérons la dépravation morale, qui règne si ordinairement à notre époque dans les questions intersexuelles (chez l'homme prétendu civilisé)— et nous préférerons peut-être, à l'irrémédiable déchéance de l'Européen dépravé, les habitudes animales du sauvage, susceptible d'améliorations morales.

Les questions sociologiques afférentes à la famille monogame ne sont pas la partie la moins intéressante de l'hygiène des sexes.

Voyons, tout d'abord, cher lecteur, quel est le passé anthropologique de la femme ? Il n'est pas brillant, vous allez vous en convaincre.

A l'époque préhistorique, la femme était une bête de somme, un animal asservi, chargé du labeur le plus pénible. Plus tard, à l'époque dite *patriarcale*, aux premiers jours de la famille, la femme est une esclave, que l'homme vend et achète, pour l'utiliser comme servante et lui faire procréer la plus nombreuse lignée possible. L'idée de postérité et par suite la polygamie, domine ainsi l'histoire du peuple juif. Dans les civilisations grecque et romaine, la femme devient un être essentiellement reproducteur, dont le seul devoir sera de four

nir des enfants à l'Etat. En fait de droits, elle
n'en possède point : mais son état social n'en
est pas moins singulièrement rehaussé ; elle
commence *à compter* dans l'humanité ; elle a
une existence personnelle, et l'on honore, en
elle, la maternité. Plus tard, enfin, la loi commence à la protéger et à réprimer les mauvais
traitements du mari : le droit de vie et de
mort qu'il possédait sur elle disparaît dans la
Rome des Empereurs.

Les apôtres et les pères de l'Eglise glori-
fient le célibat ; tout en conservant le mariage
comme une tolérance fâcheuse, sans cesse ils
humilient la femme ; ils la déclarent *impure* et
diabolique ; ils considèrent son témoignage
comme indigne de foi, et sa personne comme
le bouc émissaire de toutes les misères humaines [1]. Pendant ce temps, la femme est relati-
vement honorée chez les Barbares ; les Germains (on le sait) étaient monogames, et la
femme avait, chez eux, une certaine dose de
personnalité légale.

[1] Le bon saint Jérôme définissait tranquillement la femme :
une maladie de l'homme !

Dans notre pays, ce fut la révolution populaire des communes, sous Louis le Gros, qui
imposa le mieux l'équité envers la femme et la
communauté des biens dans le ménage. Mais
les abus de la féodalité et la corruption de la
royauté absolue n'étaient point faits pour relever la moralité féminine. Il fallait la grande
Révolution pour proclamer l'émancipation de
la femme et l'égalité civile de l'homme et de
la femme devant la famille et devant la société. Les principes de cette noble époque
reconnaissent implicitement la vérité de la
pensée si équitable de Thomas : « Sans la
femme, les deux extrémités de la vie seraient
sans secours et le milieu sans plaisir [1]. »

***

La polygamie a donc été la règle chez des
peuples d'une civilisation avancée, tels que les
Arabes, les Egyptiens, les habitants du Pérou,
du Mexique, de la Perse et de l'Inde. Elle tient
encore, en Orient, toute la place que la pros-

---

[1] Ubi non est mulier, ibi ingemiscit homo (*Vulgate*). Væ
soli (*Eccles.*).

titution et le concubinage occupent dans nos
foyers, où ces deux institutions jouent le rôle
de palliatifs de la monogamie, rendue obligatoire par nos lois. Les hommes de tous les
temps et de toutes les races ont volontiers
considéré l'adultère comme le plus criminel
de tous les vols, et l'ont constamment réprimé
par des sanctions pénales d'une variété féroce!
Mais la fidélité n'a jamais été obligatoire que
pour la femme, dont le mariage a toujours été
un véritable contrat de servitude. Eh bien!
aujourd'hui encore, selon l'expression de
M. Letourneau, nos bons jurés n'absolvent-
ils point, couramment, le mari meurtrier de
la femme adultère, tout en restant pleins de
de clémence pour les écarts extra-conjugaux
de ce farouche justicier? Fourier ne dit-il pas
que l'adultère est, chez nous, le plus grand
sauveur de la race ?

Le type familial, tel qu'il existe dans l'Europe actuelle, résulte, comme toute chose,
d'une lente évolution. Au début des races humaines, se trouvait le *clan*, c'est-à-dire un
petit groupe consanguin, dont le père n'exis-

tait pas ; ou plutôt, la paternité était partout
et le père nulle part; les femmes avaient plusieurs maris et les maris plusieurs femmes.
Ce fut la famille *maternelle* qui, confusément,
se dégagea la première; c'est donc la femme
qui, d'après l'enquête ethnographique, est le
premier échelon de l'évolution de la famille.
De la sélection sociale issue de ce *matriarcat*
primitif, se dégagea peu à peu la famille *paternelle*, dont l'avènement coïncidait, d'ailleurs,
avec un changement radical dans le régime de
la propriété.

Après avoir élucidé, avec le plus grand ta-
lent, les origines si obscures des institutions
humaines, et classé patiemment des milliers
de faits, à l'appui d'une minutieuse étude
d'ethnologie comparée, le docteur Letourneau
déclare, avec la double autorité du savant et
du philosophe, que « si le mariage, si la famille
se sont incessamment modifiés dans le passé,
il est inadmissible que ces institutions restent
à jamais cristallisées dans leur état actuel ».
Peu à peu, l'avenir modifiera certainement
l'état actuel, en le perfectionnant; et le ma-

riage et la famille seront, à coup sûr, pour les races futures, aussi dissemblables de ce qui existe actuellement, que l'union sexuelle présente peut différer du rut générateur de nos ancêtres primitifs. Quel sera donc le terrain d'évolution transformiste, sur lequel manœuvrera l'association sexuelle ?

Comme le dit fort bien Thulié, dans son savant livre de *la Femme*, l'idée traditionnelle de l'infériorité féminine est fausse. Les deux sexes ne peuvent se comparer, ni être déclarés inférieurs ou supérieurs. « Est-il supérieur de faire un livre qui respire le génie, ou de faire l'homme qui écrira le livre ? » Quant à la théorie qui proclame l'égalité sociale des deux sexes, c'est une théorie *sentimentale*, impossible à admettre. La femme-citoyen est fatalement stérile. Or, le rôle de la femme est d'être mère : ce rôle n'est ni supérieur, ni égal, ni inférieur à celui de l'homme; il est différent, voilà tout. Telle est la théorie scientifique : l'homme et la femme, indispensables l'un à l'autre, complémentaires l'un de l'autre. C'est le commentaire du mot de J.-J. Rousseau :

« Les femmes, dites-vous, ne font pas toujours des enfants ! — Non, mais leur destination propre est *d'en faire !* » Détourner la femme de cette destination naturelle, c'est favoriser l'avortement et le tribadisme.

La femme n'est que reine dans la famille monogame, où les unions sont fécondes, et où l'amour n'est que la socialisation de l'instinct de la reproduction. Les mariages tardifs constituent le mal dont souffrent le plus les nations modernes, et notamment notre France, où la natalité s'affaiblit tous les jours. Le remède à ces souffrances sociales, et la seule manière de lutter contre une prostitution stérilisante consiste surtout dans la *responsabilité génésique* imposée à l'homme : en d'autres termes il faut admettre dans le Code la recherche de la paternité. Comme le dit fort bien M. Léon Richer, « un père naturel n'est pas plus difficile à découvrir qu'un voleur et un assassin ».

« Quelle sotte chose que l'opinion publique ! Un homme de trente ans séduit une jeune personne de quinze ans : c'est elle qui est déshonorée! » (Chamfort.) La suppression de l'article 340 fera marier l'homme plus jeune, diminuera le nombre des pratiques malthusiennes (*moral restraint*), éteindra la prostitution, rendra la séduction très rare, et abaissera le chiffre effrayant des infanticides et des avortements.

La femme devrait être une *personne civile*, au même titre que l'homme : elle devrait être admise en témoignage dans tous les actes publics ou privés, testaments, baux, etc.; elle devrait, aussi bien que l'homme, être *capable* pour la tutelle et pour la curatelle.

❧❦

L'instinct polygamique existe dans l'humanité : il est superflu d'en faire les preuves. Mais la famille moderne est, précisément caractérisée par la cohabitation exclusive d'un homme et d'une femme : c'est là le type légal du mariage régulier, qui n'est autre que le mariage romain, corroboré par le christianisme. Suivant le regretté Bertillon, les effets sociologiques de l'union moderne étaient si

merveilleux, « que le tiers célibataire de la
population française semblait, par le fait de son
célibat, frappé de déchéance et jouait, vis-à-vis
des deux autres tiers mariés, le rôle d'une race
inférieure ». D'après les chiffres de Bertillon,
les célibataires, en effet, mouraient deux fois
plus, fournissaient deux fois plus de suicides,
d'aliénations mentales, d'attentats contre les
propriétés, de meurtres, etc., que les gens
mariés. Heureusement, si les chiffres étaient
exacts, leur interprétation était fausse : il s'a-
gissait là de l'un des plus curieux paradoxes
statistiques. Bertillon avait simplement pris
l'effet pour la cause, en attribuant au célibat
l'infériorité de la population célibataire. Car,
les gens qui se marient sont justement ceux
qui se trouvent dans des conditions physiques
et morales supérieures : ne se marie pas qui
veut ; sur les 400,000 infirmes que compte
notre pays, par exemple, la plupart sont con-
damnés au célibat, de par leur infirmité même ;
un raisonnement analogue peut s'appliquer au
demi-million de mendiants qui parcourent le
sol français, etc. Et le service militaire obliga-

toire, et le célibat religieux lui-même. sont-ce
là des quantités négligeables?

Les grandes causes de matrimonialité sont
l'importance extrême attachée à l'argent, et le
plus ou moins de facilité de la vie. Ce qui le
prouve, c'est la peur croissante du mariage
et de la famille en notre pays, à Paris notamment, où les mariages d'arrière-saison abon-
dent: puisque c'est seulement à partir de quarante ans pour l'homme et de trente-cinq ans
pour la femme que le chiffre des mariages y
égale celui de la France totale. « Les mariages,
dit avec une juste sévérité M. Letourneau,
deviennent de plus en plus des transactions
commerciales, d'où la pire et la plus honteuse
des sélections : la *sélection par l'argent.* » Le
système latin de la dot, destiné primitivement
à émanciper la femme de la servitude maritale, est devenu aujourd'hui la base du mariage
par achat, pratiqué surtout en France, où
(ô honte !) la proportion des mariages, entre
des garçons de dix-huit à quarante ans et des
femmes de cinquante ans *et au-dessus* est dix
fois plus forte qu'en Angleterre !...

En attendant la suppression de la dot, cette immorale institution, chacun des époux, devrait, dans le mariage, selon la formule d'Emile Accolas, « conserver la pleine propriété et la libre administration des biens qui lui appartiennent ». Autrement dit, la séparation de biens serait le seul régime matrimonial rationnel. Il faudrait, en outre, armer la mère, au même titre que le père, du pouvoir légal sur son enfant.

C'est la seule méthode capable de relever le rang de l'épouse et la condition de la femme. Il serait indispensable de faire revivre le fameux décret de la Convention, qui commençait ainsi : « Toute mère, dont le travail ne peut soutenir la famille, a droit aux secours de la nation, » décret qui, en soixante articles, *prévoyait tout* : grossesse, allaitement, mise en nourrice, etc... Enfin arrachons, à tout prix, la jeune fille à cette éducation religieuse et mystique, si nuisible à son organisation : il faut que l'enseignement des femmes ait pour objectif unique la famille et surtout l'enfant. E. de Girardin l'a dit : « C'est l'inexpérience qui recrute la prostitution. » Une éducation rationnelle, scientifique, sera toujours, et facilement, plus chaste, que les pratiques abstraites de l'éducation pudibonde et dévote.

Il est infiniment probable, d'ailleurs, que le mariage actuel subsistera, mais avec une contrainte légale de moins en moins forte. Un temps, viendra, comme l'a prévu H. Spencer, où l'union par affection sera censée la plus importante. L'union librement contractée et librement dissoute, par consentement mutuel, — la communauté, intervenant pour assurer le sort et l'éducation des enfants : telle est la transformation vers laquelle nous nous acheminons, lentement, par une révolution pacifique. Pour y arriver, il faudra assurément des modifications politiques et financières très profondes, mais dont les grondements se font déjà sentir. « C'est tout uniment l'avenir qui, avec son effronterie habituelle, veut sortir du passé... On nous crie que tout va finir. Point : tout va se renouveler [1]. »

[1] Letourneau. *L'Evolution de la famille*. Lecrosnier, édit.

Voyons maintenant, au point de vue philosophique et moral, le rôle joué par l'amour dans l'association sexuelle.

Mantegazza, dans son ouvrage sur l'*Amour dans l'humanité,* nous fait toucher du doigt la profonde différence qui existe entre nos mœurs pudibondes et hypocrites et celles de certains peuples primitifs, tels que les Cafres et les Australiens ; il nous initie complètement aux fêtes et rites bizarres que ces prétendus sauvages ont institués pour saluer la venue de la puberté. Ce que nous cachons avec le plus grand soin, voilà précisément ce qu'ils s'efforcent, eux, de mettre au grand jour. La pudeur est, en effet, extrêmement variable selon les races humaines. Il ne faut pas croire qu'elle dépende de la nudité ou du vêtement. Il est des peuples nus qui gardent une excessive réserve, et des sauvages, plus vêtus que nous, peut-être, dont les mœurs sont très débauchées. Ordinairement, les femmes se couvrent plus que les hommes. Chez les Deikas, l'habillement est même considéré comme indigne de de l'homme, et le célèbre voyageur Schwein-

furt était désigné avec mépris par ces peu
plades sous le nom de : « *la femme turque* ».
Une manière de voir très analogue existe dans la
Nouvelle-Guinée et dans bien d'autres régions...

La conquête de l'épouse se fait par *violence*
(peuples d'Afrique, anciens Germains, etc.),
par *achat* ou par *libre élection*. Dans une foule
de pays, on sait que la femme est la propriété
du père, qui peut la vendre quand et à qui
bon lui semble. C'est franchement raisonné,
tandis que, chez les Européens hypocrites,
n'est-ce pas l'homme qui se met à l'encan et
demande en échange de sa personne, une
femme munie d'une belle dot ?

L'amour par libre sélection existe à tous les
degrés de la famille humaine : chez les nègres
du Loangho comme dans certains pays de la
Prusse occidentale ; chez les habitants des
Philippines comme chez les Esquimaux. Dans
tous les peuples, l'horreur pour les mariages
consanguins est la règle, et l'inceste est exceptionnel. Chez les Australiens, cette horreur de
la consanguinité est si grande, que l'on roue
de coups toute jeune fille suspecte même d'une

amourette avec l'un de ses parents. Ainsi, ces peuples primitifs ont rigoureusement reconnu l'influence néfaste sur la race, des unions entre personnes de même chair (*tow' will, yerr*).

Le veuvage impose, dans une foule de pays, des barrières à l'amour. Ses exigences vont graduellement du deuil à l'obligation de se tuer sur la tombe de l'époux. En Prusse, en France, en Italie, le mariage des veuves est encore sur bien des points, chacun le sait, l'occasion de *charivaris* multiples. Autrefois, à Naples, la veuve sacrifiait simplement ses cheveux au mari défunt. En Araucanie, elle demeure seule, enfermée pendant un an, le visage teint de noir de fumée. Dans certains pays, la veuve est obligée de devenir la femme de son beau-frère. Chez les Hottentots, elle ne peut se remarier qu'après avoir subi l'amputation de plusieurs doigts. Enfin la veuve est sacrifiée au Congo, au Zambèse, à Uraba, aux îles Fidji, etc. Dans l'Inde et en Chine, le suicide classique des veuves sur le bûcher de leurs maris n'existe plus guère qu'à l'état d'exception.

La manière dont l'adultère est envisagé par les divers peuples est des plus variables. Chez les Indiens de l'Amérique du Nord, il est puni de la bastonnade et de l'ablation du nez : aux Carolines, au contraire, il est facile de s'arranger avec de l'argent; au Pérou, l'adultère était jadis puni de la mort du séducteur et de la femme infidèle. En Campanie, la femme adultère était exposée nue et montée sur une âne. Dans l'ancienne Rome, on l'obligeait à se prostituer à tout venant, etc.

Le *jus primæ noctis*, droit de *jambage* ou de *cuissage* des anciens seigneurs, était, d'après Violet, un reste de l'ancien esclavage. Le seigneur, du reste, n'exerçait pas toujours ce droit : il s'en faisait parfois payer l'équivalent en argent. D'autres fois, il se contentait, selon Fléchier, évêque de Nîmes (1691) de « mettre une jambe dans le lit nuptial pour prouver qu'il aurait pu y mettre les deux ».

Les rites nuptiaux sont, pour ainsi dire, innombrables; mais on peut diviser en trois groupes les fêtes et cérémonies auxquelles le mariage donne lieu chez les divers peuples :

1º expression de joie pour fêter l'amour ;
2" serments de fidélité pour consolider l'union ;
3º intervention de la religion ou d'un sacerdoce quelconque. Ces trois éléments sont, d'ailleurs, fréquemment associés et mélangés de pratiques superstitieuses, même dans les races civilisées. C'est ainsi que Treichel a relevé divers préjugés bizarres en usage dans la Prusse occidentale. Celui qui entame un pain de beurre restera sept ans avant de se marier ; qui coupe mal le pain a une mauvaise belle-mère ; une cuisinière qui sale trop les plats est amoureuse ; une jeune fille qui laisse la cafetière ouverte aura un mari médisant : si elle perd sa jarretière, son mari sera infidèle ; si elle mange un croûton, elle aura deux jumeaux, etc.

« L'intensité de l'amour, conclut Mantegazza, dépend plutôt de l'individu que de la race. Sa base fondamentale est *l'attaque et la défense*. Son idéal est atteint, lorsque ni l'un ni l'autre des époux ne se vend ni ne s'achète, et lorsque la femme n'est pas considérée comme inférieure à l'homme. » Hélas ! cet idéal n'est pas encore près d'être atteint, dans notre société moderne, où le mariage n'est guère, le plus ordinairement, qu'un contrat de vente et une association de titres et de capitaux.

C'est, il n'en faut pas douter, à ces causes qu'il faut attribuer l'extrême fréquence de l'adultère dans nos contrées : si le mariage exclut l'amour, on le cherchera ailleurs. Supprimez la dot, et le mariage se moralise ; il n'est plus ce *viol légal* si triste, et l'adultère disparaîtra. Pour toucher à ce progrès, que tous les bons esprits prévoient et désirent, il faut : moins d'hypocrisie dans la société ; moins d'ignorance chez les jeunes filles ; libre choix matrimonial des enfants ; idéalisation de l'amour juré, dans la famille monogame. Enfin, le divorce entouré de sages précautions, est un correctif puissant, pour assurer, chez les peuples civilisés, la dignité dans le mariage. D'ailleurs, voyez le chemin parcouru, depuis que l'homme s'est sorti de l'animalité ! Où dame Nature n'avait créé que des reproducteurs, l'art humain a mis des amoureux. Le cerveau, domptant l'instinct bestial, a inventé l'Amour, et mis ainsi cette chose exquise et sublime là où n'existait qu'un acte ordurier et ridicule, malhabilement confié par le Créateur à des organes souillés par les plus basses, fonctions ! L'homme, qui a pu réaliser ces merveilles, pourra bien chasser de la civilisation et mettre hors la loi cette monstruosité morale et sociale : le mariage sans amour !

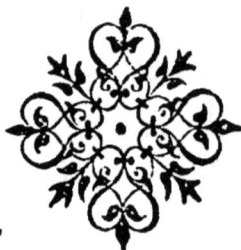

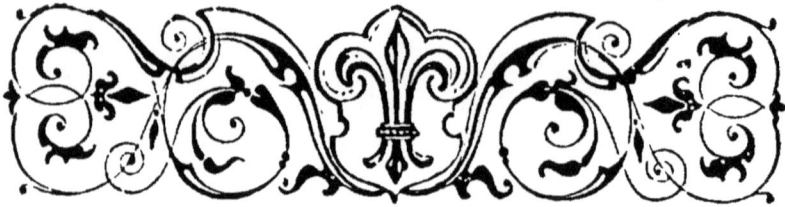

CHAPITRE XI

LA NATALITÉ EN FRANCE

LE *Journal officiel* se plaint amèrement de voir la nuptialité et la natalité diminuer sans cesse en France. Comparez ces chiffres : 48 mariages français pour 1,000 individus mariables (sujets de quinze à soixante ans), pendant qu'il s'en fait 57 en Angleterre ; 102 naissances françaises pour 1,000 mariables, tandis qu'il y en a 150 en Prusse ! Nous avons déjà, dans plus d'une chronique, envisagé ce péril national au point de vue de la sociologie et de l'économie politique.

Cet affaiblissement n'est-il pas le plus grand obstacle à notre prépondérance militaire, au relèvement de notre industrie, à notre expan-

sion coloniale ? « La force vitale d'une nation
réside, en effet, exclusivement, dit M. de Nadaillac, dans l'excédent des naissances sur les
décès. »

Depuis 1770, la proportion des naissances
s'est affaiblie de plus d'un quart en France,
et nous sommes actuellement, pour la natalité, *au dernier rang*. Pendant que l'Allemagne
croît, chaque année, de 14 pour 1,000 et l'Angleterre de 12, nous atteignons à peine
3 pour 1,000, et encore grâce à l'appoint des
naissances illégitimes ! Si notre natalité égalait
celle de nos voisins, nous aurions, tous les
ans, 300,000 enfants de plus. Mais elle diminue tous les jours, pendant que la population allemande s'accroît sans cesse et menace
de conquérir toute l'Europe. Si ce mouve-
ment continue à s'accentuer, nous ne tar-
derons pas (la chose est claire) à être réduits
au rôle effacé que joue aujourd'hui la Grèce,
jadis si grande dans le monde !

La division de la propriété et l'accroissement énorme de l'aisance ont été signalés,
avec raison, comme les causes primordiales

de l'affaiblissement de la natalité. En effet, le nombre des mariages, en France, diminue peu, malgré nos fréquentes révolutions. M. de Nadaillac trouve même que leur chiffre est plus élevé en 1830 et en 1848 ; au lendemain même de la Commune, apparaît (chose étrange) le chiffre de matrimonialité le plus considérable qui ait été jamais enregistré. L'aisance et l'hygiène publique allongent sans cesse la durée de la vie moyenne. Le bien-être du paysan et de l'ouvrier tous les jours s'accroît en France ; mais l'influence matérielle et morale de nos voisins étouffe peu à peu la nôtre, grâce à leur fécondité supérieure. Il y a dans le monde entier 34,274 journaux : 16,500 sont rédigés en anglais, 7,800 en allemand, 3,850 en français.

On sait qu'il y a deux siècles, notre pays représentait le tiers de la population européenne ; il n'en représente plus aujourd'hui que le dixième. Depuis 1789, l'Angleterre s'est accrue de 12 à 36 millions d'habitants, l'Allemagne de 20 à 48, et notre France de 26 à 38 millions seulement. Vienne le prochain siècle, et nous voilà réduits (si cette situation démographique se continue) au rang d'une situation minuscule en Europe, quelque chose comme une Grèce d'Occident...

Et pourtant, le taux annuel de la mortalité française s'abaisse constamment. C'est évidemment à la diminution du chiffre des naissances, que notre nation est redevable de la déchéance radicale qui la menace à bref délai. Tandis, en effet, que le chiffre de la natalité est en moyenne de 34 par an et pour 1,000 habitants en Europe, il ne dépasse guère 24 en notre pays !

Pendant que la période du doublement de la population est de quatre-vingt-sept ans pour les autres Etats d'Europe, cette période est, pour nous, de deux cent trente ans. Horoscope terrible, mal profond, péril national d'autant plus triste, que les causes en sont obscures, complexes, et correspondent à un état moral et économique difficile à réparer. Notre dépopulation, notre infécondité, sont, hélas ! en grande partie les fruits d'un égoisme prémédité et réfléchi, — et non les résultats

d'une diminution de notre énergie vitale.
En d'autres termes, la décadence latine est
plus morale que physique : la diminution
numérique de notre France n'est point de
l'atrophie, c'est du suicide.

Longtemps, les prolétaires, ne voulant point
faillir à leur origine étymologique, sont restés,
chez nous, les véritables *faiseurs d'enfants*.
Aujourd'hui, les idées malthusiennes du *moral
restraint* ont peu à peu étendu leurs ravages,
de la bourgeoisie aisée jusqu'aux ménages
ouvriers les plus pauvres. Pendant que les
Allemands dépensent jusqu'à leur dernier sou,
pour élever de nombreuses familles, de notre
côté nous économisons, *sur les enfants que nous
ne faisons pas*, un milliard au moins par
année. Mais c'est du prix de l'avenir même
de notre race que nous payons — la chose
est claire — cette aisance financière d'un moment et cette courte prospérité de jouisseurs
avares, plus partisans du bas de laine que de
la layette !

En effet, si la natalité exagérée d'un pays
est, incontestablement, une cause d'augmen-

tation passagère de ses charges, c'est pour lui rendre bientôt, au centuple, les déboursés qu'il a sacrifiés. Les enfants, après avoir consommé, produisent, à leur tour : ils assurent la prépondérance militaire, le relèvement industriel, l'expansion coloniale, le défrichement intégral du sol de la patrie. Les enfants constituent la vraie richesse et la seule force vitale d'un pays. La terre a toujours besoin d'hommes pour l'enrichir : la preuve en est dans la hausse générale des salaires, en tous pays, et dans l'incessante diminution du paupérisme chez des peuples prolifiques comme les Allemands et les Anglais [1].

Voyez l'exemple des Etats-Unis. Il y a quatre siècles, quelques milliers de Peaux-Rouges végétaient sur ce sol merveilleux, où plus de 50 millions d'hommes vivent, à l'heure qu'il est, riches et prospères, avec un budget

---

[1] Chose curieuse, plus un pays est pauvre et plus on y compte de grossesses multiples (bi, tri, quadrigémellaires). Exemple : la malheureuse Irlande, cette robe de Déjanire de l'Angleterre. La question de la natalité est remplie, du reste, de points obscurs : qui expliquera, par exemple, pourquoi c'est chez les clergymans anglais que l'on observe la natalité masculine la plus forte ?

pléthorique et une agriculture si florissante
qu'elle alimente de son blé une bonne partie
de la vieille Europe...

≫◄

D'autre part, qu'arrive-t-il, pendant que
notre population s'abaisse ? l'immigration nous
envahit, nous devenons l'auberge du monde,
et les étrangers affluent chez nous pour dis-
puter à nos nationaux leur existence, et s'ali-
menter de notre production. Comme tous les
parasites, ils s'attaquent aux constitutions
appauvries. L'Amérique a la force d'endiguer
l'invasion chinoise : pouvons-nous, avec notre
faible natalité, résister aussi bien aux flots des
Allemands, Italiens et Flamands, qui nous
envahissent, et qui, en temps de paix, ra-
mènent (selon le mot de Bertillon), leurs
économies et leur descendance chez eux, —
s'armant contre nous, en temps de guerre,
avec tous les avantages que leur donnent leurs
relations et leur connaissance de notre pays ?...
Pauvre en bras, la France est, à la vérité,
aujourd'hui *obligée* de recevoir et d'héberger

plus d'un million d'étrangers, dont elle a le plus réel besoin. L'immigration est la fatale conséquence de la limitation de la famille, vaste plaie qui rongera peut-être, hélas ! notre inféconde patrie jusqu'au jour inévitable du *finis Franciæ*.

Nos races latines sont (il faut bien le dire) moins prolifiques que les races anglo-saxonnes. Mais ce n'est pas une raison (bien au contraire) pour ne pas tâcher d'enrayer l'énorme accroissement que nos villes subissent par l'immigration, qui y amasse, comme dans un abcès, ce qu'il y a de moins sain dans le pays. En effet, le docteur Lagneau a démontré que l'extinction des familles urbaines est un fait général, et qu'à Paris, par exemple, il est très rare que ces familles dépassent la troisième génération. En 1881, sur 1,000 habitants recensés, 322 seulement étaient nés à Paris, et 75 pour 1,000 étaient *étrangers* ! Sur 1,000 étrangers recensés à Paris, il y a 276 Belges, 190 Allemands, 122 Italiens, 127 Suisses, 66 Anglais. Jean-Jacques Rousseau avait bien raison de dire que les villes sont les gouffres de l'espèce humaine. Savez-vous combien, depuis 1852, il a été dépensé pour les travaux de Paris ? Tout près de 2 milliards, volés à l'agriculture et au budget des campagnes !

Le chiffre des naissances illégitimes augmente chaque année et dépasse le tiers des naissances légitimes. Or, chacun sait la mortalité considérable qui pèse sur les enfants naturels, victimes de cet infanticide *par omission*, si fréquent, hélas ! chez les pauvres. Dans l'état de mariage, *la volonté de ne pas faire d'enfants* est un mal qui grandit chaque année, et qui s'étend peu, à peu, des familles les plus riches jusqu'aux ménages ouvriers. Il n'y a que les misérables qui restent aujourd'hui les véritables *faiseurs d'enfants*. Etonnez-vous, après cela, des charges écrasantes qui pèsent sur l'Assistance publique ! Etonnez-vous des 200,000 inscrits aux bureaux de bienfaisance, des 500,000 indigents qu'il faut nourrir et des 44,000 enfants qu'il faut recueillir et assister !

Divers économistes, entre autres MM. Maurice Block, Adolf Wagner, Rümelin, etc., ont

13.

soutenu que l'accroissement rapide de la population est, pour un pays, une cause de
ruine. Nous avons répondu déjà à cette assertion paradoxale par l'exemple des Etats-Unis,
où 50 millions d'hommes vivent aujourd'hui
prospères, assurant même la subsistance de
notre vieux continent. En Angleterre, le paupérisme diminue tous les jours malgré l'incessante augmentation de la population. L'agriculture et l'industrie ont, en effet, toujours
« besoin d'hommes », pour enrichir les pays
où on les tient en honneur : la preuve en
est dans la hausse générale des salaires, en
tous les pays.

Comme le dit poétiquement Joséphin Sou-
lary :

Ah ! vive un sol semé de biblique légende,
Où chante encor la voix qui dit : « Multipliez ! »
L'être y naît le front libre et les pieds déliés ;
La vie ouvre pour lui son aile toute grande.

Il est certain que la natalité exagérée d'un
pays aggrave *momentanément* ses charges, mais
il est indispensable de semer pour récolter. Les
enfants, qui sont les graines, produisent à leur

tour et font la force et la richesse des nations [1].

Il y a, malheureusement, aussi, un grand obstacle au bonheur général et aux progrès des nations dites *civilisées*. Cet obstacle est le militarisme, dont les charges écrasantes grèvent les budgets des nations. Annuellement, ces charges dépassent, pour l'Europe, quatre milliards et demi de francs ! En constatant ce fait déplorable des économies des peuples, englouties ainsi sans relâche par Mars, cet insatiable et ruineux minotaure, il est impossible de ne pas répéter ce que l'éminent M. Bright écrivait dernièrement à M. Frédéric Passy : « L'Europe marche à une grande catastrophe. Le poids écrasant des charges militaires ne pourra toujours être patiemment supporté, et les populations, réduites au désespoir, balaieront prochainement les empereurs, les rois, et

---

[1] Le relevé qui a été fait par l'Administration, tout dernièrement, pour l'application de la nouvelle loi donnant certains avantages aux pères de plus de sept enfants, a permis de constater qu'il existait en France 2 millions de ménages n'ayant pas d'enfants, 2 millions et demi en ayant un, 2,300,000 en ayant deux, 1 million et demi qui en ont trois, environ 1 million qui en ont quatre, 550,000 qui en ont cinq, 330,000 qui en ont six, et enfin 200,000 qui en ont sept ou davantage.

tous ces prétendus hommes d'Etat qui les
gouvernent[1] !.... »

❧❧

En attendant cet heureux jour, nous assis-
tons, navrés, à la décadence lente et continue
de notre race volontairement inféconde :

> ......Polis à force d'être usés,
> Nous faisons du bonheur un thème d'argutie,
> Nous vivons de réserve et mourons d'asphyxie :
> Barbares ! vous serez par nous civilisés !

Gardons-nous toutefois de dire : « Après
nous le déluge ! » Car il existe des remèdes
à une situation aussi triste ; et ces remèdes,
il est du devoir de tous les penseurs de les
indiquer. De l'avis unanime, notre société
contemporaine réclame de profondes réformes :
le règne démoralisateur du capital doit y faire
place à une organisation équitable du travail.
Au lieu de nous abêtir, dans les luttes stériles
de la politique, nous devons pousser, de plus
en plus, aux réformes économiques et sociales

---

[1] Voir, pour plus de détails, Dr E. Monin, *Les propos du
Docteur*, p. 50.

capables de réaliser enfin l'égalité des individus et la fraternité des peuples avec la suppression des frontières.

Pour régénérer la famille et augmenter le nombre des enfants, il faudrait, d'abord, une répartition plus juste des impôts, l'existence rendue plus facile aux petits et aux faibles; des crédits et des avantages de toute sorte accordés à l'agriculture diminueraient cet exode incessant des campagnes vers les cités, où les familles s'éteignent par la phtisie et la scrofule, quand elles ne se stérilisent pas volontairement par la dureté extrême de la vie journalière.

Il faut absolument réclamer, pour le père de famille, un avantage urgent et légitime, le dégrèvement progressif de l'impôt à partir du troisième enfant. Nous proposerions également volontiers la résurrection d'une ancienne loi romaine, la loi Manlia, qui dotait les filles pauvres au moyen d'un impôt perçu sur les célibataires et les oisifs. Ce genre d'impôt serait encore plus productif à Paris qu'il ne l'était à Rome!

Parmi les autres encouragements à la procréation, énumérons seulement : l'abaissement
du prix des denrées (et des loyers aussi, pen-
sons-nous), la répression de l'alcoolisme et
des falsifications ; la gratuité des naturalisa-
tions ; l'éducation physique plus sérieuse de
l'enfance ; la poursuite moins molle de l'avortement ; la protection des filles-mères ; la suppression des octrois ; l'assainissement des villes ;
la vulgarisation incessante de l'hygiène et des
sciences sociologiques, dont l'hygiène est
comme la mère, puisque l'amélioration de la
santé publique et la conservation de l'être humain représentent son but et son programme...

Ajoutons à tout cela un remède capital : la
modification des idées et des mœurs. La dépopulation provient d'un raisonnement faux,
égoïste, antipatriotique, antihumain. Rem-
placez cette aberration mentale par le divin et
fatidique *Crescite et multiplicamini ;* et écoutez
le refrain gaulois et bien pratique, qui vaut, à
lui seul, tout ce verbiage : « Faites des enfants ! »

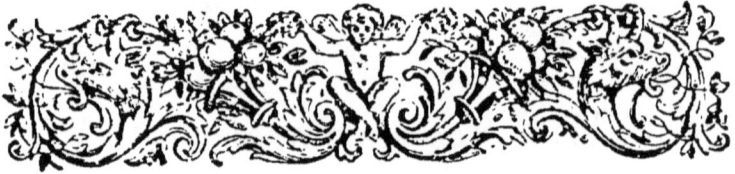

CHAPITRE XII

DE LA PROSTITUTION

A prostitution est une maladie sociale assez difficile à étudier. Elle est la plaie de toutes les civilisations : fille de la pauvreté et de l'inégalité humaine, elle est, sinon une nécessité inéluctable, du moins une conséquence de cet inévitable état, la misère. La femme, en effet, recherche le plus souvent la prostitution, non (comme on serait tenté de le croire) pour la satisfaction de ses appétits sexuels, mais simplement comme le complément facile d'un salaire insuffisant. La prostitution est, hygiéniquement parlant, une profession insalubre au premier chef; mais elle est bien plus délicate à réglementer par la loi que ne le sont nos diverses industries, réparties en classe par la police sanitaire [1]. En effet, elle est le plus souvent clandestine. Le besoin de luxe, le relâchement des mœurs étendent peu à peu, comme une lèpre, sur toutes les nations, cette clandestinité, sans cesse croissante. Pour lutter contre ses dangereux résultats, on a proposé, dans ces derniers temps, bien des solutions légales. C'est ainsi qu'on a projeté une loi rendant l'autorité paternelle pécuniairement responsable de la prostitution des filles. Il y a quelques années, le Dr Armand Desprès, considérant que l'acte de donner volontairement une maladie constitue un délit, demandait que l'on punît ce délit d'un emprisonnement de six mois à deux ans, sans préjudice des dommages-intérêts exigibles par la victime. Ces propositions sont, à la vérité, peu pratiques.

Mais, de ce que l'immense majorité des malades est infectée par des filles non inscrites,

---

[1] Voir notre *Hygiène du travail.*

s'ensuit-il que l'on doivent laisser, comme le proposait notre éminent confrère Yves Guyot, à la prostitution les caractères d'un commerce libre ? Non; et l'exemple de l'Angleterre est là, pour nous le prouver; l'abolition des « *contagious diseases acts* » a causé, dans ce grand pays, d'irréparables désastres; et l'opinion n'a pas tardé à exiger le rétablissement d'une réglementation ancienne et tutélaire. En France, les ordonnances concernant la police des mœurs ont été instituées par Napoléon Ier, dans le but de protéger son armée contre l'envahissement des maladies vénériennes. Hélas! aujourd'hui que le fléau a considérablement augmenté, la tutelle administrative se trouve bien insuffisante pour le combattre !

Il ne faut jamais oublier que la prostitution touche, par certains côtés, aux plus graves problèmes hygiéniques et sanitaires. C'est pourquoi cette question médico-sociale, toujours actuelle, qui passionne les philosophes

et les moralistes, a été l'objet de récentes discussions dans les Académies de médecine de
France et de Belgique. Nos lecteurs savent
que, dans ces assemblées, les idées de réglementation ont trouvé fort peu d'adversaires :
depuis le fameux message du Conseil des
Cinq-Cents (1796), il a été généralement reconnu en Europe que des lois sont nécessaires
pour surveiller et contenir les femmes qui se
livrent habituellement à la débauche.

Toute femme faisant commerce de sa chair
peut être, suivant le mot de Thiry, considérée
comme *établissement insalubre*, et la liberté de
la prostitution équivaut assez à la liberté d'em-
poisonner les populations. Vous réglementez
la vente des viandes et des denrées : vous pou-
vez bien réglementer ce commerce spécial de
viande sur pied, que l'on appelle la prostitution !

L'Académie de médecine de Belgique a voté
l'inscription et la visite obligatoires des femmes
convaincues de se livrer habituellement à la débauche. Il est certain que les *insoumises* étant
surveillées et contraintes à une inspection, la

propagation des maladies vénériennes, si ordinaire dans la prostitution clandestine, peut être atténuée singulièrement.

L'Académie de médecine de Paris va plus loin encore. Par la voix autorisée de M. Alfred Fournier, elle vient réclamer la répression énergique de la provocation sur la voie publique et de ses diverses manifestations dans les boutiques, brasseries à femmes, débits de vin, etc. Elle demande que l'on poursuive, une bonne fois, l'excitation des mineurs à la débauche et sollicite une réglementation plus scientifique dans l'hospitalisation des filles inscrites et dans le traitement spécial des maladies vénériennes. La sollicitude prophylactique de l'Académie s'étend même sur l'armée et sur la marine. Les médecins militaires devront faire aux jeunes recrues et aux réservistes des conférences sur les dangers de la prostitution clandestine et exiger de tout soldat contaminé une déclaration relative à la femme dont il a contracté la maladie. Enfin, on demande avec raison la suppression définitive de ces visites illusoires faites en commun, et leur

remplacement par des examens privés, individuels, discrets, etc., etc.

Le docteur Reuss nous dit que le meilleur
moyen pour combattre l'accroissement de
la prostitution est d'en étudier les causes[1].
Ces causes sont *intrinsèques*, c'est-à-dire in-
hérentes à la nature féminine, ou *extrinsèques*,
c'est-à-dire dépendant du milieu où la femme
se trouve plongée. Un tempérament instincti-
vement ardent ou prématurément perverti,
l'indolence et la paresse constituent les causes
intrinsèques, qui ressortissent à peu près
à la seule nature humaine. Mais ces causes
sont singulièrement vivifiées par les conditions sociales de la vie moderne. L'indécence ou la promiscuité dans la famille ou-
vrière, qui n'a parfois qu'un lit et ordinairement qu'une chambre pour contenir le ménage
et les enfants, désarment assurément la pudeur et compromettent la vertu des filles.
Lorsque les filles sont de naissance illégitime,
on conçoit que leur chute soit plus rapide et

---

[1] Reuss : *De la prostitution* (Baillière, édit.).

plus complète encore. Il en est de même lorsque survient un second mariage du père ou de
la mère. A côté de la mauvaise éducation, il
faut placer l'encombrement des carrières ouvertes aux femmes : l'instruction obligatoire,
en multipliant d'une manière insensiblement
croissante, les déclassées est plutôt faite pour
augmenter que pour diminuer cet inconvénient. Un journal allemand poussait dernièrement, en ce sens, le cri d'alarme, dans une
série d'études concernant les dangers sociaux
d'un prolétariat trop cultivé...

La désertion incessante des campagnes et
l'infernal mirage de Paris, fournissent également à la prostitution un précieux aliment.
« Si, comme le dit M. Reuss, dès son arrivée
à Paris, la fille de campagne rencontre un de
ces drôles qui battent le pavé et rôdent aux
alentours des gares, elle est poussée le plus
souvent d'emblée dans la débauche. Emmenée
dans quelque débit de vin ou dans un hôtel
borgne où on la fait boire, elle devient ensuite la maîtresse de l'un de ces individus,
qui la jette ensuite sur le trottoir et vit à

ses dépens. » Tous les jours, les faits-divers relatent des aventures de ce genre : Saint-Lazare et Lourcine ont vu plus d'une vierge déflorée et contaminée le même jour !

A coup sûr, la prostitution et le paupérisme sont deux cachexies sociales qui s'anastomosent, vivant et s'alimentant l'une par l'autre.

Non seulement les professions ouvertes aux femmes sont très rares : elles sont, de plus, fort mal rétribuées. La crise industrielle et la concurrence déplorable des prisons et des couvents sont les causes pour lesquelles une jeune fille, qui meurt de faim en travaillant dix-huit heures par jour, cherche dans la débauche un supplément de nourriture, en même temps qu'un remède à son isolement social. Si elle travaille dans un atelier ou dans un magasin, ce sont les mauvaises fréquentations, les parties de campagne, etc., qui deviendront les occasions de la première chute. Si elle est domestique, la promiscuité du sixième étage (en haut du solennel escalier bourgeois, si magistralement décrit par l'auteur de *Pot-Bouille*) se chargera de sceller les premières liaisons, lorsque n'interviendra point le traditionnel Pitou, toujours prêt à faire un doigt de cour à sa payse. Ajoutez à tout cela le goût du luxe et l'appât du plaisir, sans cesse en émoi dans les grandes villes aux pompeuses tentations; le débordement des livres et des gravures obscènes, la désinvolture cynique des séducteurs dans les pays où la recherche de la paternité est encore interdite; et vous avez à peu près les causes les plus palpables de l'envahissement contemporain de la prostitution. M. le docteur Reuss signale également une cause étrange de débauche, — moins rare peut-être qu'il ne le croit : l'amour maternel. Il est des femmes qui demandent à la prostitution les ressources nécessaires pour élevér leurs enfants : c'est une déviation, pour le bon motif, du sens moral, qui produit cette bizarre mixture de deux instincts. Nous connaissons, pour notre part, des faits de ce genre, qui, à eux seuls, dressent l'acte d'accusation de tout un ordre social !

❧❦

La démoralisation a existé de tout temps, et

il est plus que probable que notre société moderne, sous le rapport des mœurs, est supérieure à ce qu'était la Cité antique; mais cela ne veut point dire qu'il n'y ait bien des réformes à faire et bien des améliorations à réaliser, dans les questions sociales intersexuelles. Quoi qu'il en soit, les grandes villes de l'étranger n'ont pas grand'chose à envier à notre capitale, en ce qui concerne l'état florissant de la prostitution. A Berlin, où le législateur hypocrite interdit l'ouverture et l'exploitation des maisons de tolérance, la prostitution clandestine a pris, depuis une dizaine d'années surtout, une grande extension ; plus de trente mille femmes pour une population de un million deux cent mille âmes, n'ont d'autres moyens d'existence que la débauche. A Londres, de récents débats nous ont démontré combien les plus cyniques scandales étaient habilement masqués sous la biblique hypocrisie anglaise. La grande cité compte plus de cent mille prostituées, et le proxénétisme y a atteint les perfectionnements les plus raffinés; les filles entrent dans les « *brothels* » dès l'âge

de douze ou quinze ans, et la virginité de ces
enfants s'y paie de 500 à 3,000 francs ! La Ba-
bylone moderne, ce bouc chargé de tous les
péchés d'Israël, est assurément moins friande
de mineures que la cité de la morale et de la
continence, dont les raccolages et les turpi-
tudes ont récemment ému l'Europe civilisée,
à la suite des tristes révélations de la *Pall Mall
Gazette*. A Vienne, on a dû diriger aussi, contre
l'industrie interlope de la prostitution clandestine, de nombreux règlements de police :
les établissements de bains, les boutiques de
gantières, de parfumerie, de bijouterie, les
« *galanteriewaarenhandlungen* », les cafés-con-
certs et les arrière-boutiques de bouquetières,
n'offrent, dans la capitale autrichienne, que
nids à débauche et à syphilis.

A Budapest, ville cosmopolite et orientale,
la dissipation des mœurs est plus forte encore !
Les établissements de bains chauds de la capitale hongroise sont célèbres à cet égard. Les
femmes de Hongrie sont, d'ailleurs, plus peut-
être encore que nos Alsaciennes, de *complexion
amoureuse* ; elles alimentent toutes les maisons

de tolérance de toutes les capitales. A Bruxelles, malgré l'excellent fonctionnement du service des mœurs (et à Anvers plus encore peut-être), la prostitution est très florissante : mais la santé des filles publiques y est peut-être meilleure que dans la plupart des grandes villes. Que dire de Madrid, qui, pour 477,500 âmes, compte 150 maisons publiques ; de Naples, la ville aux mœurs faciles, qui ne veut pas oublier quelle est la mère putative du *mal napolitain* ; d'Amsterdam, où l'exercice de la débauche ne subit aucune entrave de la part de l'administration ; de Lisbonne, qui possède, pour 300,000 habitants, 300 maisons de tolérance, etc., etc.? Lorsque, sincèrement, on jette les yeux sur les données statistiques des administrations et des conseils de salubrité de tous les pays, on reste bientôt convaincu que la prostitution est, sinon un mal nécessaire et irrémédiable, du moins un état de choses singulièrement généralisé dans nos sociétés contemporaines.

Le docteur H. Mireur, de Marseille, auteur d'un remarquable ouvrage sur ces deux plaies physique et morale (*la Syphilis et la Prostitution*, dans leurs rapports avec l'hygiène et la loi), reconnaît que si les moyens de prévention générale ont pu faire des progrès en théorie, ils n'en ont point du tout réalisé en pratique : cela tient assurément à l'impossibilité d'édicter des mesures répressives, en face de la conception, aujourd'hui inéluctable, de la liberté individuelle. Le traitement obligatoire appliqué aux vénériens est aussi irréalisable que leur séquestration. Entre autres questions intéressantes examinées par M. Mireur, ce savant écrivain demande s'il serait avantageux d'exiger un certificat de santé avant le mariage, afin d'éloigner ainsi, au moins temporairement, de la reproduction légale, les individus contaminés, de même qu'on éloigne de la reproduction (selon l'arrêté Cunin-Gridaine) les étalons tarés, défectueux ou atteints de maladies contagieuses, héréditaires. Il faut forcément renoncer à ce moyen préventif, si séduisant qu'il puisse paraître, parce qu'un certificat ne saurait s'appuyer que sur des certitudes. Or, en dehors des poussées spécifiques, la syphilis sommeille, le plus souvent, silencieuse, dans l'organisme d'individus qui ont fréquemment les apparences du plus brillant état de santé. « Si, d'ailleurs (comme l'exprime très nettement M. Langlebert), le mariage des syphilitiques est un malheur pour la société, il y aurait pour celle-ci un bien plus grand dommage à laisser s'affaiblir dans des compromis le principe tutélaire du secret médical, qui est l'une des nécessités même de l'ordre social. » Le médecin ne saurait être l'auxiliaire de la police ; s'il prenait ce caractère étonnant, le malade ne se soignerait plus ou deviendrait la proie facile des charlatans qui exploitent le mal vénérien et qui en aggravent, du reste, singulièrement (surtout dans les grandes villes) la pernicieuse influence.

La visite des hommes à leur entrée dans les maisons publiques de débauche n'est point davantage pratique. Incompatible avec la dignité humaine, elle éloignerait les sujets sains, peu soucieux de se soumettre à cette formalité,

pendant que, au lieu de tomber dans un
égout que la police peut nettoyer, les immon-
dices iraient ailleurs (Ricord). Au contraire,
en multipliant les moyens de traitement rationnel (hôpitaux, dispensaires); en levant cet
ostracisme odieux qui pèse encore de nos jours
sur les vénériens et qui est un legs du moyen
âge; en surveillant attentivement les nourrices et les 'enfants à la mamelle; en prenant,
enfin, toutes les précautions possibles (et faciles
à prendre) contre la syphilis vaccinale, — on
enlèverait scientifiquement à la maladie bien
des occasions où sa contagion se manifeste.
Il faut aussi recommander d'éviter avec le
plus grand soin la communauté des objets
usuels, verres, porte-plumes, cuillères et four-
chettes, pipes et porte-cigares, linges, éponges,
calices de la communion protestante, etc..., autant d'objets susceptibles de recéler la contagion.

Tout le monde connaît les dangereuses
tentatives de vaccination antisyphilitique
faites, il y a vingt-cinq ans, par l'audacieux
Auzias-Turenne. Sa méthode utopique sera
peut-être remplacée, un jour, par un procédé

véritablement *jennérien*, dont la découverte est logiquement possible, si l'avenir ne démolit point ce que nous croyons connaître sur l'atténuation des virus. La circoncision, enfin, est une opération hygiénique et préventive, capable d'empêcher l'emmagasinage de la matière contagieuse et de diminuer la fragile pénétrabilité des muqueuses habituellement recouvertes. Malgré les recommandations dont il est l'objet de la part des hygiénistes, il est peu probable que ce baptême sanglant des juifs passe jamais dans nos mœurs. Notre sympathique confrère M. Paul Lafargue démontrait, d'ailleurs, récemment, à la Société d'anthropologie, que la circoncision n'a pas l'origine sanitaire qu'on lui attribue trop facilement. Elle ne serait qu'une forme atténuée des horribles mutilations pratiquées par l'homme primitif et par les races sauvages (cette préhistoire vivante), dans le but de rendre hommage à la divinité; une marque ineffaçable du contrat entre l'homme et Dieu, à qui il faut sacrifier une partie pour conserver le reste. Cette atténuation religieuse des anciens holocaustes humains était pratiquée, d'ailleurs, bien avant les Hébreux, par les classes sacerdotales de l'Inde et de l'Égypte, et figurait dans les rites guerriers des anciens Aztecs du Mexique, qui se souciaient assez peu de l'hygiène et de la contagion dans l'amour.

⁑

Mais, revenons à la prostitution et à son étude.

Pour ce qui concerne la prostitution à Paris, c'est le Dr A. Corlieu qui a le mieux indiqué les réformes indispensables, sinon pour tarir, du moins pour diminuer la source du mal. La ville de Paris, nous dit-il, dépense, pour le service médical du dispensaire de salubrité, 44,100 francs ; en portant à 4,000 le nombre des filles soumises, chaque fille revient ainsi à 11 francs 2 centimes par an. Avouez que ce n'est pas cher ! Il est vrai que nous en avons pour notre argent : les visites n'étant ni assez fréquentes ni assez complètes, l'infection par la syphilis s'en donne à cœur joie...

Et que dire des filles insoumises, des prostituées clandestines ? M. Lecour évaluait leur nombre à plus de 30,000 ; mais, en réalité, ces femmes s'appellent légion. Elles ont pris toute la place qu'ont perdue, dans ces derniers temps, les filles en carte et les maisons de tolérance. Ce sont presque toujours les jeunes débutantes qui communiquent l'infection. L'Administration est censée, d'ailleurs, ne pas enregistrer de filles mineures : en réalité, il en est autrement. Quoi qu'il en soit, la statistique prouve que, au point de vue de la bonne santé, la comparaison est entièrement à l'avantage des filles inscrites.

Le D\ Corlieu, qui fut attaché pendant onze ans au dispensaire de salubrité de la ville de Paris, est d'avis qu'il faut supprimer la prison Saint-Lazare et de ne pas traiter les filles en criminelles, mais en malades. Il y a cent dix ans, toute femme, « raccrochant dans les rues, quais, places et promenades de la bonne ville de Paris, *même par les fenêtres*, était aussitôt appréhendée, rasée, enfermée et battue de verges ». L'hygiène réclame simplement aujourd'hui, que toute femme contaminée soit

admise d'urgence à l'hôpital et consignée
jusqu'à guérison complète.

L'installation du dispensaire de la préfecture
de police est très défectueuse. Les visites heb-
domadaires dans les maisons sont insuffisantes ;
il en faudrait au moins deux par semaine, et
des plus complètes, comme cela a lieu à Berlin,
Hambourg, Bruxelles. Pour les filles isolées,
il faudrait au moins une visite complète par
semaine. M. Corlieu réclame enfin avec raison
un hôpital spécial, dépendant de la Préfecture,
destiné à remplacer la prison Saint-Lazare et
à traiter les malades du dispensaire. A leur
sortie de l'hôpital, les malades devraient se
présenter tous les cinq ou six jours au dispensaire, pour y subir une nouvelle visite, jusqu'à
disparition complète des accidents morbides.
Quant au service médical, M. Corlieu demande
le recrutement des médecins par eux-mêmes,
l'abolition du stage des adjoints, qui est une
exploitation indigne, etc., etc. Toutes ces réformes sont excellentes et très pratiques : nous
y applaudissons sans aucune réserve.

Il y aurait encore, il est vrai, pour atténuer

les dangers individuels et sociaux de la pros
titution, bien des lois à proposer, bien des
surveillances à exercer. Les brasseries de
femmes, par exemple, qui se multiplient sans
cesse, sont des invites perpétuelles à l'infection,
syphilis et alcoolisme faisant, comme chacun
sait, excellent ménage. Les provocations
sur la voie publique sont insuffisamment ré-
primées, parce que les magistrats hésitent à'y
voir un délit d'outrage aux mœurs, et n'osent
pas appliquer l'article 330 du Code pénal : la
question a été, d'ailleurs, portée au Sénat
en 1865, sans qu'il en soit sorti de solution.
Il nous semble pourtant que la voie correc-
tionnelle est encore la meilleure, pour réprimer
tous les actes publics de débauche ou de provocation. Cela vaudrait mieux, à coup sûr,
que les arrestations arbitraires commises jour-
nellement par la police des mœurs, au nom
de la préfecture !

Quant à la répression de la prostitution
clandestine, c'est un bien décourageant pro-
blème, dont la solution a été infructueusement
essayée par tous les philanthropes. Les mesures

de violence ne pouvant réussir, la tolérance
est ici seule possible. Mais il est certain que
le développement de l'instruction, la recherche
de la paternité, la réforme de notre régime
industriel, en permettant à la femme de vivre,
sans avoir besoin pour cela des vices de
l'homme, affranchiront peu à peu le sexe
faible de la misère sociale où il croupit depuis
tant de siècles. Ainsi nous finirons par voir,
un jour, s'atténuer la syphilis, ce fumier qui
favorise l'évolution de tous les germes diathésiques, cette odieuse maladie qui, selon la
juste définition de Joseph de Maistre, « agit
sur le possible, tue ce qui n'est pas encore,
et ne cesse de veiller sur les sources de la vie
pour les appauvrir et les souiller ».

.D'ailleurs, il n'est pas toujours très facile,
même aux jacobins les plus ardents, d'édicter
des règlements répressifs. C'est ainsi que
l'Académie de médecine a été arrêtée, dans la
discussion du rapport Fournier, et cela dès
les premiers articles, par l'impossibilité de
définir le délit de *provocation*. M. Brouardel,
si compétent dans les questions d'ordre judi-

ciaire et administratif, ne s'est point gêné pour
le déclarer à ses collègues : « Les textes de loi
ne sont utiles que lorsqu'ils sont applicables,
et je prétends que votre projet de loi ne l'est
pas. » Il est certain, d'ailleurs, qu'en vrai spé-
cialiste, M. Fournier a exagéré l'étendue du
mal, en somme, assez rarement grave et peu
justiciable du « régime de léproserie » que
voulait lui imposer Michel Lévy. Et puis, n'y
a-t-il pas quelque chose de particulièrement
triste et d'immoral dans cette poursuite poli-
cière et dans cette inscription, d'office, de
pauvres filles en peine de vivre et prostituées
malgré elles, souvent par la seule faute de notre
état social ?

Yves Guyot (dans une étude serrée et maligne comme il sait en faire) critique éloquemment les prétentions réformatrices exagérées
d'un corps savant dont la mission n'est point
précisément de diriger la vie sociale : « Comment réprimer la prostitution ? — En suppri-
mant le consommateur, le vrai provocateur du
mal ? Non. — Le pauvre homme ! ce n'est
jamais lui le coupable : il ne pensait à rien.

C'est la femme, l'éternelle Ève, la responsable de tous les péchés de l'humanité, qui l'a provoqué, séduit, entraîné ; elle, elle n'a jamais été provoquée, séduite, entraînée. Elle est née prostituée !... »

Amour et syphilis gouvernent l'univers !

Il faut, pourtant, une autre conclusion à cette longue étude. Notre savant confrère Thulié nous en fournit une : c'est un mot de la fin quelque peu pessimiste :

« Dans notre triste époque, deux femmes dominent l'opinion et tiennent le haut du pavé : la religieuse mystique et la prostituée tapageuse. C'est le triomphe des stériles : d'une part, les stériles adorées, et, d'autre part, la stérilité sanctifiée. »

Il y a, d'ailleurs, de nombreux contacts entre ces deux échantillons de l'espèce féminine. Victor Hugo l'a dit avec crudité : « Rien n'est plus près de Messaline que Marie Alacoque [1]. »

[1] Voir, Dr E. Monin, *Misères nerveuses.*

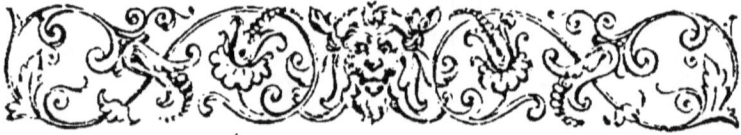

APPENDICE

RECETTES ET FORMULES USUELLES

LE succès obtenu par le *Formulaire cosmétique* qui accompagne notre *Hygiène
de la beauté* nous a décidé à publier ici quelques
formules, d'un emploi usuel, concernant l'*hygiène des sexes*. Avant tout, le vulgarisateur doit
avoir pour but d'*être utile*. Notre formulaire sera
donc la juste compensation des chapitres philosophiques et sociaux qui le précèdent et qui
manquent, forcément, de conclusions nettes
et pratiques.

MIXTURE EXCITANTE (Piogey).

℞ Eau distillée de mélisse . . 200 grammes.
   Teinture de coca . . . . . 30 —
   Citrate de caféine . . . . . 50 centigr.
             M.

4 cuillerées par jour.

SPERMATORRHÉE (de Sinéty).

℞ Camphre . . . . 5 centigr.
   Lupulin . . . . 10 —
             M.

Pour un cachet à prendre en se couchant (contre les pollutions de nature spasmodique).

℞ Poudre d'ergot de seigle
     récente . . . . 10 centigr.
   Poudre de fèves Saint-Ignace. 5 —
             M.

pour un cachet.

(Quand la spermatorrhée a lieu par atonie.)

PILULES APHRODISIAQUES (Mallez).

℞ Phosphore . . . . 10 centigr.
   Ext. de noix vomiq. . . . . 1 gramme.
         F. S. A. 50 pilules.

Une avant chaque repas.

L'auteur prescrit aussi vingt gouttes, 3 fois par jour, de :

℞ Huile animale de Dippel. .   6 grammes.
Ether sulfurique . . . . . .   4 —
Phosphore. . . . .   10 centigr.
      M.

✥

PALPITATIONS DUES A L'ONANISME (Souligoux).

℞ Ext. aqueux de seigle ergoté.   o 15 centigr.
— alcooliq. de digitale . . }āā o, 10 centigr.
—   —   de belladone. . }
    M.

pour une pilule.

A prendre chaque soir en se couchant. Tous les jours, une douche tiède en jet sur la colonne vertébrale.

✥

CONTRE LES ÉRECTIONS DOULOUREUSES (Sigmund).

℞ Teinture de veratrum viride.   5 grammes.
Eau de laurier-cerise. . . . 80 —
— de fleurs d'oranger . . 100 —
    M.

Une cuillerée à soupe 3 fois par jour.

Dans les cas divers de *priapisme*, il faut conseiller également les lotions froides, les bains frais, les bromures, l'enveloppement avec une pommade au camphre et à l'extrait de belladone ; enfin, un ou deux litres de bière, aux repas, que l'on peut additionner par bouteille, de 1 gramme de lupulin [1].

><

IMPUISSANCE (Hammond).

℞ Acide hypophosphorique
    dilué. . . . .   30 grammes.
Sulfate de strychnine . . .   5 centigr.
    M.

Dix gouttes 3 fois par jour, avant les repas, dans une cuillerée à thé d'extrait fluide de coca.

><

SPERMATORRHÉE, SUITE D'ONANISME (G. Sée).

1º Chaque jour, 1 à 2 grammes d'iodure de potassium, mélangé avec du sirop de rhubarbe ;

2º Chaque jour, 7 à 10 centigrammes d'extrait alcoolique de digitale associé avec le double de sulfate de quinine ;

---

[1] Dans le cas de *perte de jouissance* pendant le coït, conseiller : le repos sexuel, la modération du travail cérébral, l'exercice au grand air, l'huile de foie de morue et l'arséniate de strychnine.

3° Lavement laxatif quotidien ;

4°. Douches sulfureuses chaudes au début ; puis, hydrothérapie froide ;

5° Régime substantiel (viandes, fécules);

6° Exercice modéré, mais régulier, notamment gymnastique et natation.

PRIAPISME (van den Corput).

℞ Bromure de plomb. . . . 〕
Lupulin . . . . 〕 ấấ 1 gramme.
Ext. de belladone . . . . 〕
M. pour 30 pilules

2 à 3 par jour.

SUEURS ODORANTES

Poudrez les régions du corps qui dégagent de l'odeur, à l'aide d'une houppe trempée dans le mélange suivant :

Poudre de riz.	60 grammes.
Sous-nitrate de bismuth . .	25 —
Permanganate de potasse. .	10 —
Poudre de talc	5 —

La direction de santé du ministère allemand de la guerre vient de recommander l'emploi de l'acide chrômique, comme un remède peu coûteux, sûr et sans danger, propre à prévenir la transpiration exagérée des pieds. On badigeonne la peau des pieds avec une solution d'acide chrômique à 5 et 10 p. 100, et l'opération n'a pas besoin d'être renouvelée avant deux ou trois semaines, parfois même avant sept ou huit semaines. Avant de prendre cet arrêté, l'administration avait essayé le remède, avec les meilleurs résultats, sur dix-huit soldats.

Le Dr Monin recommande, depuis 1880, le bichromate de potasse au soixantième, qui est aussi efficace et plus économique.

>◦<

SAVON ANTISEPTIQUE (Gay).

℞ Savon de Marseille	600 grammes.	
Sulfophénate de zinc. . . .	15	—
Ess. de geranium rosat. . .	15	—
Teinture de quillaya . . .	20	—
Teinture alcoolique d'éosine saturée	4	—

Glycérine de Price. . . . . 90 grammes.
Eau distillée . . . . Q. S.
M. S. A.

(Voir du reste, pour toutes les ordonnances ressortissant à l'hygiéne de la toilette, notre formulaire cosmétique de l'*Hygiéne de la Beauté.*)

⋙ ⋘

EPIDIDYMITE (ORCHITE VULGAIRE) (Johnson).

Le traitement préconisé par M. Johnson consiste dans des applications locales de compresses imbibées de la solution suivante :

℞ Vinaigre . . . . } ââ 180 parties.
Eau distillée . . . . }
Teinture d'arnica . . . . 80 —
Chlorhydrate d'ammoniaque en
   poudre . . . . 20 —
M. S. A.

Agiter le flacon avant de se servir de la solution.

Quand le sujet éprouve des troubles digestifs, M. Johnson prescrit o gr. 3 de calomel ; trois heures après l'administration de ce médicament) il fait prendre 15 grammes de sul-

15.

fate de magnésie; dont l'usage sera continué les jours suivants.

Enfin, pour agir directement sur le foyer inflammatoire, il prescrit la potion suivante :

℞ Iodure de potassium . . . . ⎫ āā 3 gr. 75.
Bromure de potassium . . ⎬
Extrait fluide de racine d'aconit.   3 gtt.
Eau camphrée . . . . 180 gram.
        M. S. A.

Agiter le flacon avant de s'en servir. Dose : une cuillerée à thé toutes les heures.

URÉTHRITE AIGUE (Hamonic).

℞ Eau distillée de roses. . . 130 grammes.
Salicylate de bismuth . . .   5   —
Sulfate de quinine   1   —
        M. (Agitez.)

3 injections par jour.

S'abstenir de tout aliment irritant et des boissons alcooliques; continence absolue; éviter les excitations des sens; boire du lait coupé avec une eau minérale diurétique.

VÉGÉTATIONS, CONDYLOMES, CRÊTES DE COQ (Gregory).

Trois fois par jour, saupoudrer avec une petite pincée de la poudre suivante :

℞ Protochlorure d'hydrargyre
(calomel) . . . . 30 grammes.
Acide borique . . . . . . 15 —
— salicylique . . . . 5 —
M. S. A.

Sous l'influence de cette poudre, on verrait les condylomes se ratatiner et disparaître très rapidement.

❧

BLENNORRHAGIE (Mauriac).

℞ Liqueur de Van Swieten . . 10 grammes.
Eau distillée . . . . . . 190 —
M. S. A.

On ajoute à la solution une petite quantité d'acide tartrique (5 grammes par litre) qui a pour propriété d'empêcher la précipitation de la solution.

L'injection agit beaucoup mieux tiède que froide. Comme traitement interne, Mauriac prescrit :

℞ Baume de Gurjun . . . . 16 grammes.
   Gomme. 10   —
   Sirop de gomme 30   —
   Eau de menthe. 50   —

A prendre en trois fois dans la journée.

TRAITEMENT DE LA BLENNORRHAGIE CHRONIQUE
(W. Fleiner).

℞ Azotate d'agent . . . . . 6 centigr.
   Lanoline . . . . 3 grammes
   Huile d'olive. . . . . . . 1 gr. 20.
         M. S.

Pour injections intra-uréthrales.

Dissolvez l'azotate d'argent dans une minime quantité d'eau avant de l'incorporer aux autres corps constituants de la solution.

SIROP CONTRE LA SYPHILIS
(Stukovenkoff et Balzer).

℞ Benzoate mercurique . . . 0 gr. 40.
   Iodure de potassium . . . 20   —
   Eau distillée. 25   —
   Sirop simple. 1000   —
        M. S. A.

Cuiller à soupe par jour.

PRÉVENTION BLENNHORRHAGIQUE ET VÉNÉRIENNE

1° Eviter les excitations sexuelles et les écarts de régime. Le sujet prédisposé à l'uréthrite fuira l'usage des asperges, et des fruits acides, l'abus des boissons fermentées, notamment bière et champagne. Il évitera la fatigue corporelle et surtout l'équitation, la danse, la machine à coudre (femmes);

2° Avant le coït, lavages, de part et d'autre, avec l'eau chaude aiguisée d'eau de Cologne. Pour plus de sûreté, l'homme et la femme feront chacun une injection chaude au 500e. Parmi les lotions préservatrices des maladies vénériennes, citons aussi celles de Ricord (perchlorure de fer au centième) et celle de Rollet (eau et jus de citron), toutes deux très efficaces, la seconde surtout, parce qu'elle est douloureuse en cas d'excoriation et prévient ainsi le sujet d'un danger possible. L'épiderme est le protecteur né contre le virus : ceux-ci n'entrent, comme l'a très bien dit Ricord, que *par effraction ;*

3° Le tempérament lymphatique, l'herpé-

tisme, et certaines variétés d'arthritisme, prédisposent aux écoulements blennorrhagiques,
et côntribuent surtout à en éterniser la durée.
De petites doses d'iode et d'arsenic à l'intérieur, ainsi que l'usage habituel des bains
sulfureux lutteront contre la *diathèse* blennor-
rhagique.

›․‹

DESTRUCTION DES PEDICULI PUBIS

Il est très fréquent de voir des érythèmes
étendus, et même une vésication de la peau succéder à l'application si banale que l'on fait de
l'onguent napolitain pour détruire les pediculi
pubis. Si l'on emploie cette substance, il faut
d'abord bien faire laver les parties sur lesquelles
doit être appliquée la pommade, puis celle-ci
doit être recouverte de poudre. Deux heures
plus tard, la pommade est enlevée par un
lavage au savon ; une nouvelle application est
faite quarante-huit heures plus tard ; mais il
bien préférable de se servir de la pommade au
calomel à 5 p. 100, qui a beaucoup moins d'inconvénients.

On pourrait dans certains cas, employer aussi la préparation suivante qui est usitée à Vienne :

Pétrole	15 grammes.
Baume du Pérou	15 —
Huile de laurier	1 —

Cette préparation est appliquée avec un pinceau et est enlevée au bout de trois heures par des lavages.

Le bichlorure de mercure soit en bain, soit en lotions, tue tous les pediculi. Pour le bain, il faut 19 grammes de sublimé pour 200 litres d'eau et une immersion de trois quarts d'heure. Pour les lotions, on peut prescrire 1 gramme de sublimé dissous dans 100 grammes d'alcool de menthe.

❦

HERPÈS GÉNITAL (Besnier).

Lorsque la peau a une grande tendance à la sécheresse, il faut recourir à de fréquentes onctions avec la vaseline ; si, au contraire, elle présente trop d'humidité, il faut la poudrer avec un mélange tel que le suivant :

    Amidon. . . . .   100 gr.
    Tannin. . . . .   5 —
    Sous-nitrate de bismuth .   1 —

Les lavages seront faits avec de l'eau phéniquée très étendue.

Quant aux ulcérations, même consécutives à l'herpès, il faut les traiter par des pansements astringents, mais jamais par les cautérisations.

⁂

PRÉVENTION DES RÉCIDIVES DE L'HERPÈS GÉNITAL (Monin).

1° Deux fois par semaine, douche froide de trente secondes, en lance, sur le rachis lombaire ;

2° Lotion glando-préputiale, matin et soir, avec le vin aromatique. Ces lotions ont, en outre, pour effet, de renforcer la puissance génésique ;

3° Hygiène sévère, *fidélité conjugale ;* ne pas changer son alimentation ; se garder du dé-

couragement et se convaincre de l'extrême
bénignité de l'affection ;

4° Eviter le coït pendant les éruptions, qui
constituent une porte ouverte à la contamination vénérienne.

><

ÉRECTIONS FATIGANTES (Ricord.)

℞ Camphre. . . . .   25 centigr.
 Ext. d'opium . . . . . .   25 milligr.
 M. pour une pilule.

De une à quatre en vingt-quatre heures.

><

ÉLECTUAIRE ANTI-LEUCORRHÉEN (Tissot).

℞ Conserve de roses. . . .   90 grammes.
 —   de romarin. . ⎫
 Poudre de quinquina gris ⎬ ââ 30   —
 Macis pulv. . . . . . ⎫
 Cachou. . . . . . . ⎬ ââ 8   —
 Essence de cannelle. . . .   III gouttes.
 Sp. d'écorces d'or. amères.   Q. S.

Pour un opiat, dont on prendra 8 grammes
matin et soir.

Le Dr Mortimer Wilson préconise l'emploi

du sulfure de calcium (*calcium sulphide*) dans
le traitement de la leucorrhée, contre laquelle
il l'a administré avec succès dans plus de cent
cas. Quand la maladie est simple, non compliquée d'ulcération, il le prescrit le matin et
le soir, ou après les repas, à la dose de 1 à
3 grains anglais (le grain anglais vaut environ
6 centigrammes) ; et aucun traitement local,
dit-il, n'est nécessaire. Cette médication n'a
jamais manqué de modifier avantageusement
la maladie et souvent l'a guérie radicalement.

INJECTION CONTRE LA LEUCORRHÉE (Henske).

Chlorate de potasse. . . .   30 grammes.
Teinture d'opium   30   —
Eau de goudron.   470   —

2 ou 3 cuillerées à bouche dans un litre
d'eau pour injections matin et soir.

LEUCORRHÉE VAGINALE DES JEUNES MARIÉES
(P. Ménière).

℞ Sulfate de zinc. . . . . .   10 grammes.
Alcool ordinaire   50   —

Ergotine . . . . 5 grammes.
Eau camphrée. . . . . . 250 —
F. S. A.

Solution dont on mettra une cuillerée à bouche dans l'eau chaude de chaque injection.

Les premières approches, trop fréquemment répétées, sont souvent suivies d'une leucorrhée vaginale simplement muqueuse au début, puis bientôt muco-purulente, menant très rapidement à la vaginite et au vulvisme.

L'injection précédente donne des résultats excessivement rapides, lorsqu'elle est employée à temps. Dans tous les cas, il faut conseiller le repos sexuel.

>✦<

VAGINISME (Monin).

Prescrire des lavements et injections froides et des suppositoires, de 5 à 6 centimètres de longueur, avec :

℞ Beurre de cacao . . . . . 4 grammes.
Extrait de ratanhia . . . . o gr. 30.
— de belladone . . . o gr. 10.
Chlorhydrate de cocaïne . o gr. 25.
Bromure de potassium. . . o gr. 30.
Essence de roses. . . . . V gouttes.
M. S. A.

On en applique un tous les soirs. Si la contracture résiste, il faut employer alors la dilatation chirurgicale brusque, après avoir endormi la jeune femme avec le chloroforme. (Si l'hymen est intact, on l'incisera ou on l'excisera auparavant.)

>>-<<

VULVO-VAGINISME DES JEUNES MARIÉES
(P. Ménière).

« Loin de défendre les rapports sexuels, il faut au contraire les recommander, et ils seront possibles si l'on a soin d'introduire quotidiennement dans le ʻvagin des mèches de charpie de diamètre progressivement croissant, ointes de la pommade suivante :

℞ Vaseline	30	grammes.
Menthol	1	—
Extrait de valériane. . . .	2	—
— de belladone . . .	2	—
F. S. A. pommade.		

>>-<<

CONTRE LA MOLLESSE ET LE RELACHEMENT
DES MUQUEUSES (Monin).

℞ Eau de Pagliari . . . . . 200 grammes.
Teinture de ratanhia . . ⎫ ââ 20 —
— de gaultheria. . ⎭
— de capsicum . . . 10 —
Essence de néroli. . . . . 4 —
M. S. A.

A employer, pure ou coupée d'eau de ca-
momille, en lotions, injections, lavages.

POMMADE ASTRINGENTE POUR LES MUQUEUSES
(Monin).

℞ Glycérolé d'amidon. . . . 45 grammes.
Cachou de Bologne. . . . 5 —
Teinture de vanille. . . ⎫
— de capsicum . . ⎬ ââ 2 —
— de roses de Prov. ⎭
M.

On fait précéder chaque onction d'une injection avec la macération de quinquina
huanuco.

ONCTIONS POUR ASSOUPLIR LES MUQUEUSES

℞ Lanoline . . . . 100 parties.
Paraffine liquide 25   —
Vanilline . . . . 0 gr. 1
Essence de roses. . . . . 1 goutte.
    M.

※

LAIT VIRGINAL POUR LA TOILETTE SECRÈTE
DES DAMES (Gérard).

℞ Teinture de benjoin . . . 50 grammes.
Eau de rose 500   —
Eau de mélilot. 449   —
Perchlorure de fer 1   —
    M. S. A.

A employer pour raffermir les muqueuses.

※

DE L'EAU DE MENTHE POIVRÉE CONTRE
LE PRURIT VULVAIRE

M. Routh recommande ce remède contre le prurit vulvaire causé par les pediculi, les ascarides, les polypes utérins, le cancer du col, les leucorrhées vaginales et la métrite. Quelle qu'en soit la cause diathésique, il prescrit des lotions avec la solution d'une cuillerée à café

de borax pulvérisé dans un demi-litre d'eau
tiède et additionnée de 5 gouttes d'essence de
menthe poivrée. Les lotions sont pratiquées
avec une éponge douce. Dans les cas où il'
existe un eczéma ou bien des ulcérations, il
substitue à l'application de ce liquide des
onctions avec une mixture contenant 25 centigrammes d'iodoforme pour 30 grammes
d'huile d'olive. Au demeurant, les lotions
avec l'eau de menthe poivrée sont efficaces
contre le prurit vulvaire de la grossesse.
(*Brit. med. Journal et Répert. de pharmacie.*)

LOTIONS CONTRE LE PRURIT VULVAIRE (Percy).

℞ Acide phénique . . . . . .   1 gr. 3
   Teinture d'opium . . . .   15 gr.
   Acide cyanhydrique . . .   7 gr. 5
   Glycérine. . . . .   15 gr.
   Eau distillée. . . . . . .   120 gr.
   M.

D'autre part, M. Scanlan indique comme
un excellent remède contre le même mal,
les applications d'une pommade ayant pour
formule :

♃ Chlorhydrate de cocaïne .   o gr. 6
Lanoline . . . .   30 gr.
    M. pour f. s. a. un onguent.

. Enduire la région vulvaire avec une petite
quantité de cette pommade.

>⪡⪡

PRURIT VULVAIRE (P. Ménière).

Talc pulvérisé. . . . . .   15 gr.
Bichlorure d'hydrargyre. .   o gr. 50
Extrait sec de valériane . .   2 gr.

Mêlez et porphyrisez avec soin.

Appliquez deux à trois fois par jour sur les
parties génitales externes à l'aide d'un pompon
en duvet de cygne ou d'un pinceau en poil de
blaireau.

>⪡⪡

TROUBLES CARDIAQUES DE LA MÉNOPAUSE (Monin).

♃ Poudre de cannelle. . . .   o gr. 10
    — d'ergot. . . . . .   o — 05
    — d'arséniate de fer .   o —. 01
    — de digitale . . . .   o — 05
        M.

Pour un cachet.

3 par jour et même davantage.

CHLOROSE (Huchard).

℞ Charbon de peuplier. ∴ } ââ 5 gr.
Bioxyde de manganèse.. }
Colombo pulvérisé . . . } ââ 0 gr. 50
Poudre de noix vomique. }

Pour 20 paquets. Un paquet à chaque repas (dans la chlorose avec dyspepsie flatulente fréquente à l'âge critique).

✥

BAIN ANTISPASMODIQUE (Topinard).

℞ Alcool à 90° . . . . 30 grammes.
Essence de thym . . . . . 2 —
Essence de romarin . . . 3 —
M.

Pour 10 litres d'infusion chaude de tilleul à ajouter à l'eau du bain (femmes nerveuses).

✥

NEURASTHÉNIE (Hammond).

℞ Bromure de zinc. .. .. . } ââ 1 gr.
Valérianate de zinc . . . }
Phosphure de zinc . . . . 0 gr. 10
M. pour 20 pilules.

3 par jour.

On peut conseiller en même temps le traitement de Weir-Mitchell, basé sur l'isolement
et les agents physiques (air, hydrothérapie,
électricité, massage).

⊰⊱

JEUNESSE ET BEAUTÉ (Gérard).

℞ Miel de Chamounix . . . 500 grammes.
  Teinture de rose. 500   —
  — d'œillet. 500   —
  Elixir de la Grande-Char-
  treuse 2   —
  Alcool à 90° 2000   —
  Vinaigre acétique cristalli-
  sable. 30   —
  Teinture de benjoin. . . . 500   —.

Mêlez le tout et filtrez.

Réservez un flacon pour l'usage.

Il n'existe pas de préparation qui puisse ri-
valiser avec cette recette pour les soins hygiéniques de la toilette.

⊰⊱

SIROP APHRODISIAQUE A L'USAGE DES FEMMES
(Dr Eros).

℞ Racine de genseng. . . . 30 grammes.
  Bois de rhodiola. 30   —

Truffe noire. . . . . . . 60 grammes.
Feuilles de cataire . . . . 30 —
Gousses de vanille . . . . 15 —
Semences de cardamome . 30 —
Sucre blanc. . . . . . . 1000 —
Ambre gris . . . . 1 —
Musc ou civette . . . . . 2 cent.
Vin de Malaga. . . . . . 3 lit.
F. S. A.

Sirop dont on prendra une cuillerée à soupe matin et soir.

PILULES STIMULANTES POUR LA FEMME (Hammond).

℞ Extrait de chanvre indien. . ⎫ àà 2 grammes.
   —   de noix vomique . . ⎭
   —   aqueux d'aloès . . . 0 gr. 60.

Faites cent pilules.

(Trois par jour.)

POUDRE EMMÉNAGOGUE (Potain).

℞ Feuille d'armoise pulv . . 2 gr. 50
Millefeuille pulv. . . . . 2 — 50
Safran pulv. . . . . . . 1 — 25

Mêlez et divisez en 5 paquets. — Un paquet chaque jour, pendant les cinq jours qui précèdent l'arrivée probable des règles. — Cataplasmes chauds sur le bas-ventre, sinapismes sur les membres inférieurs. — Si l'aménorrhée est liée à la chlorose, on prescrit pour le reste du mois le vin de quinquina et le fer [1].

⋙⋘

DYSMÉNORRHÉE (Monin).

1° Avant chaque repas, 20 gouttes de la mixture suivante dans une petite tasse d'armoise :

℞ Teinture de chanvre indien
— de musc. . . .
— de camphre . . $\left.\right\}$ ââ 10 grammes.
— de ciguë. . . .
M.

2° Bain tiède, lavement de valériane additionné de 10 gouttes de laudanum ; fumigations d'armoise ;

3° Le soir en se couchant, une cuillerée à soupe de :

℞ Eau distillée de menthe
poivrée. . . . . . . 250 grammes.
Sirop d'éther . . . . . . 50 —
Esprit de Mindererus. . . 15 —
M.

[1] L'*apiol* ou extrait de graines de persil (en capsules de 25 centigr.) rend aussi des services aux femmes mal réglées.

A répéter, d'heure en heure, jusqu'à sédation.

4° S'il y a hypertrophie utérine et rigidité du col, appliquer d'abord des sangsues ; puis, à l'aide d'une baguette de verre, introduire dans le col utérin un peu d'extrait de belladone ;

5° Voici, enfin, une *formule de poudre très active* pour provoquer les règles :

℞ Poudre de sabine. . . .
— de rue. . . : . .
— de gingembre. . } ãã 25 centigr.
— de safran. . . .
— de damiana. . .
M.

A prendre une ou deux fois par jour.

❦

PURGATIF DES FEMMES ENCEINTES (Ménière).

℞ Eau de Seltz . . . . . .   1 verre.
Sirop de framboises . . .   1 cuillerée.
Sulfovinate de soude . . .   —
M. et faites dissoudre à froid.

❦

POUDRE LAXATIVE (Pol Vernon).

℞ Poudre de réglisse. . . ⎱
   — de feuil. de séné. ⎰ ââ 20 grammes.
   — de crême de tart. ⎰

Soufre sublimé et lavé . ⎱ ââ 10   .—
Poudre de badiane . . . ⎰
   — de noix vomique .   4   —
   — de sucre de lait. . 100   —
   M. S. A. et pulv. finement.

Une ou deux cuillerées à café le soir en se couchant, dans un demi-verre d'eau.

MIXTURE ANTI-CHLOROTIQUE (Monin).

℞ Eau distillée de cannelle. .   30 grammes.
Fer dialysé   20   —
Glycérine très pure. . . .   15   —
Alcoolé de menthe. . . .   10   —
   M. S. A.

Une cuillerée à café, avant chaque repas, dans de l'infusion de fleurs d'oranger.

FRICTIONS CONTRE L'ATONIE FÉMININE (Monin)

℞ Alcool à 90° . . . . . .   500 grammes.
Tannin pulv.   100   —
Essence de Wintergreen. .   10   —
   M.

A l'aide de la brosse de flanelle, matin et soir.

CONTRE LES MENACES D'ACCOUCHEMENT PRÉMATURÉ
(Cuzzani).

℞ Asa fœtida pul. . . . . } ââ 6 grammes.
Sirop de codéine. . . . }
pour 60 pilules.

Donner, d'abord, une pilule par jour, et augmenter d'une, tous les 2 ou 3 jours, pour prévenir l'avortement à répétition (chez les femmes sujettes à l'accouchement prématuré).

⸎

AVORTEMENT IMMINENT (Richardson).

℞ Hydrate de chloral. . . .   o gr. 60
Ext. fluide de viburnum. .   X gouttes.
M.

A prendre toutes les demi-heures dans un peu d'eau sucrée.

⸎

INERTIE UTÉRINE (poudre ocytocique).

℞ Seigle ergoté . . . . . }
Borate de soude . . . . } ââ o gr. 50
Oléo-saccharure de ca- }
momille . . . . , . . }
Div. en 6 doses.

Une par quart d'heure (Schmidt).

⸎

VOMISSEMENTS GRAVIDIQUES (Gottschalk).

℞ Menthol . . . .   1 gramme.
  Alcool   20   —
  Sirop de sucre   50   —
  M. S. A.

A prendre une cuillerée à café toutes les heures.

⤷⤶

CONTRE LES MÉTRORRHAGIES (Rokitansky).

℞ Extrait de seigle ergoté
    (2 fois épuré) . . . . .   5 grammes.
  Eau de cannelle   170   —
  Sirop d'écorces d'oranges ⎫
    amères. . . . . . . ⎬ ââ 15   —
  Rhum de bonne qualité. ⎭
  Acide salicylique. . . . .   0 gr. 50
  M.

A prendre trois fois par jour, une cuillerée à bouche dans du café très chaud.

⤷⤶

IRRIGATIONS PUERPÉRALES (Hébert).

℞ Chloral. . . . .   10 parties.
  Borax   5   —
  Eau   500   —

Une cuillerée à potage par injection avec l'appareil Eguisier.

⤷⤶

MASQUE DE LA GROSSESSE (Monin).

Se laver tous les matins et tous les soirs le visage avec quelques gouttes du vinaigre suivant sur une serviette mouillée :

℞ Vinaigre arom. du Codex.   80 grammes.
Teinture de benjoin saturée
  à chaud   30   —
Acide chrysophanique . .   1   —
Essence de reine-des-prés .   XXX gouttes.
  M. S. A.

(Voir aussi notre *Hygiène de la Beauté.*)

POUDRE ANTI-HYSTÉRIQUE (Monin).

℞ Poudre de cannelle. . .
    — de vanille. . . .
    — de badiane . . .   āā 4 grammes.
    — de valériane . .
    — d'oxyde de zinc.
    — de fèves St-Ignace
M. et div. en 24 paquets.

Un avant le repas, dans du pain azyme (spasmes des femmes enceintes, état nerveux).

VOMISSEMENTS DE LA GROSSESSE (Monin).

℞ Eau distillée de tilleul. . .   250 grammes.
  Sirop de coca   50   —
  Teinture de chanvre indien.   15   —
  Bromure de potassium . .   10   —
  Iodure de potassium . . .   5   —
  M. S. A.

Une cuillerée à soupe avant chaque repas.
Aux repas, couper le vin (ou mieux la bière)
avec l'eau d'Alet (source communale). Après
le repas, prendre, dans une tasse de café bien
chaud, un verre à liqueur de vieux kirsch de
la Haute-Saône.

PARALYSIE ANALE, SUITE DE COUCHES (Larger).

℞ Hydr. de laurier cerise . .   10 grammes.
  Ergotine très fraîche . . .   1   —
  M.

Pour injections hypodermiques.
Une seringue de 1 gramme tous les jours.

ÉRYTHÈME VULVAIRE (Monin).

On le traite en le badigeonnant avec un
soluté de tannin au 10ᵉ, et en interposant de

l'ouate hydrophile boriquée pour empêcher le contact des parties enflammées.

><:

INJECTIONS POST-PARTUM (Hamon).

2 Eau distillée . . . . 200 grammes.
Eau de lavande ambrée . . 50 —
Alcoolat de verveine . . . 10 —
Acide salicylique . . . . . 3 —
M.

Une cuillerée à soupe par litre d'eau bouillie pour une injection à faible jet (3 ou 4 fois par jour).

><:

BAIN ÉMOLLIENT

On le prépare avec 2 kilogrammes de farine de lin fraîche, que l'on enferme dans un sac et que l'on fait bouillir ainsi pendant une demi-heure dans 6 litres d'eau. Le tout est précipité dans la baignoire. Conseillé aux femmes enceintes et aux femmes qui doivent subir les premiers rapprochements.

><:

GERÇURES DU SEIN (Monin).

2 Beurre de cacao . . . . . 10 grammes.
Extrait de ratanhia . . . . 1 —

Acide borique. . . . . .   o gr. 50
Teinture de benjoin . . .   XX gouttes.
    M.

Pour applications 3 fois par jour, et re-
couvrir d'ouate hydrophile.

>❦<

POUDRE POUR AUGMENTER LA SÉCRÉTION LACTÉE (Bouchut).

℞ Semence d'anis . . . . ⎫
   —   de fenouil . . ⎬ ââ 20 grammes.
   —   de nigelle. . . ⎫
Ecorces d'oranges amères ⎬ ââ 10   —
Trochiques de craie. . . ⎫
Yeux d'écrevisses. . . . ⎬ ââ 15   —
Carbonate de magnésie . ⎭
Sucre de lait.   30   —
    M. S. A. et pulvérisez.

Une cuillerée à café, matin et soir, dans une
infusion de cumin.

>❦<

● PILULES ANTI-LAITEUSES (Bouchut).

℞ Acétate de soude. . . . .   20 grammes.
Camphre et nitre . . . . ââ 8   —
Rob de sureau. . . . . . . Q S.
    Pour 100 pilules,

FIN

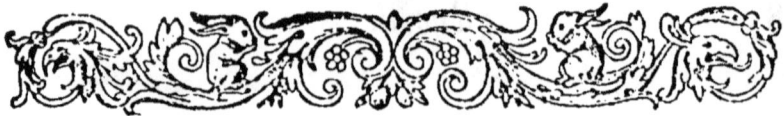

TABLE DES MATIÈRES

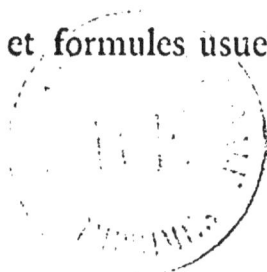

ÉVREUX, IMPRIMERIE DE CHARLES HÉRISSEY

www.ingramcontent.com/pod-product-compliance
Lightning Source LLC
Chambersburg PA
CBHW060425200326
41518CB00009B/1495